A STUDY OF
RELATIONSHIP BETWEEN MEDICAL
SERVICE COMMUNICATION AND MEDICAL BEHAVIOR

医疗服务沟通对就医行为意向影响研究

陈　凡◎著

ZHEJIANG UNIVERSITY PRESS
浙江大学出版社
·杭州·

图书在版编目（CIP）数据

医疗服务沟通对就医行为意向影响研究 / 陈凡著. — 杭州：浙江大学出版社, 2022.9

ISBN 978-7-308-22955-5

Ⅰ. ①医… Ⅱ. ①陈… Ⅲ. ①医药卫生人员—心理交往—影响—医疗卫生服务—研究 Ⅳ. ①R197.1

中国版本图书馆CIP数据核字（2022）第152924号

医疗服务沟通对就医行为意向影响研究

陈 凡 著

责任编辑 许艺涛

责任校对 傅百荣

封面设计 BBL品牌实验室

出版发行 浙江大学出版社

（杭州市天目山路148号 邮政编码310007）

（网址：http://www.zjupress.com）

排 版 杭州兴邦电子印务有限公司

印 刷 广东虎彩云印刷有限公司绍兴分公司

开 本 710mm×1000mm 1/16

印 张 11.75

字 数 152千

版 印 次 2022年9月第1版 2022年9月第1次印刷

书 号 ISBN 978-7-308-22955-5

定 价 58.00元

浙江大学出版社市场运营中心联系方式（0571）88925591；http://zjdxcbs.tmall.com

前言

如同大部分发展中国家，我国正经历着政治、经济、文化的高速发展，医疗服务供给增加以及医疗保障能力提升，医疗服务机构就医人次数明显增加，医疗服务体系就医状况呈现“倒金字塔”现象。就医行为包括疾病处理方式、对就医机构的选择及医疗支出等，会关系到不同层次医疗机构资源的利用效率及医疗机构的发展，以及我国医药卫生体制改革的效果和医疗消费者整体健康水平。在我国就医过程中，将病人从基础医疗服务机构向高级医疗服务机构推荐的完善保健管理系统还未构建，医疗消费者通常是基于个体主观感知自主选择医疗服务机构和医生。由于医疗服务行业存在严重的信息不对称，而信息不对称会影响信任，则医疗消费者对于医疗服务存在预设性不信任。那么，当医疗消费者对基础医疗服务机构存在不信任状态时，即使基础医疗服务机构能提供同样的医疗服务，特别是针对如普通感冒发烧这样的常见病，医疗消费者依然可能选择三甲医院等大型医疗服务机构。

建立和维持信任的机制会受到个人因素与私人关系、法规制度和道德规范的影响。信任包括人际信任、道德性的社会信任和法制性的社会信任，其中，以人际信任为核心，道德性的社会信任往往也建立于人际信任的基础上，法制性的社会信任很少。同时，人们对于基本价值观的信任、对法规制度和道德规范的信任都是以对基本价值观、法规或道德规范制定者和执行者的个人信任为前提的。由此，人际信任是影响信任的主要因素。根据社会交换理论，人与人之间的沟通过程是一种利益或情感的交换过程。在交换过程中，信任可降低不确定性，增强社会交换质量。医生与医疗消费者之间可通过有效沟通进行利益或情感的交换，获得情感和信息支持，建立良好的情感纽带，改善医疗消费者与医生之间的信任关系。

本书基于医疗消费者视角，以社会交换理论为基础，遵循“刺激—反应—行为”的研究范式，分别以医疗服务沟通氛围——服务公平和服务人员不同沟通风格为外部刺激变量，以感知正直信念、善意信念、能力信念和信任意向为心理反应变量，以就医满意度和行为意向为反应变量，通过获取微观调查数据，分别构建医疗服务沟通对医疗消费者就医行为影响的概念模型，并比较不同医院类型模型路径差异，对医疗服务就医行为选择进行系统研究。根据研究结论，本书提出帮助说服医疗消费者理性选择就医医院的建议，以及更有针对性地对医疗卫生领域进行改革的对策建议，协助引导医疗消费者自行分流，合理选择就医医院，缓解大型医疗服务机构医护人员的压力，使得医疗资源得到充分的利用，改善医疗服务公平性和可及性，使医疗消费者得到最大限度的便利和满意。

本书的研究和出版得到了湖北省教育厅哲学社会科学研究项目（项目编号：19Q201）、湖北第二师范学院人才引进科研启动经费项目（项目编号：20RC02）、湖北第二师范学院研究生处（学科建设办公室）、湖北第二师范学院科研处的资助，在此表示衷心的感谢！

目录

第1章 绪论

1.1 研究背景

1.1.1 现实问题：“倒金字塔”现象十分严重

如同大部分发展中国家，我国正经历着政治、经济、文化的高速发展，人民生活水平正逐渐得到改善。但是，经济的快速发展同时也带来了人们生活压力不断加重、生活节奏不断加快，许多人的生活方式处于亚健康状态，健康出现很多问题。党的十九大报告指出，深化医药卫生体制改革，全面建立中国特色基本医疗卫生制度、医疗保障制度和优质高效的医疗卫生服务体系，健全现代医院管理制度。实施“健康中国”战略，加强基层医疗卫生服务体系和全科医生队伍建设。习近平总书记指出：“健康是幸福生活最重要的指标。”①党的十八大以来，党和国家把人民健康放在优先发展的战略地位，把保障人民健康作为我们党为人民奋斗的重要目标，大力推动我国卫生与健康事业加快发展，医疗卫生服务体系不断完善，基本公共卫生服务均等化水平稳步提高。由此可见，人民健康在国家发展的道路上十分重要，是国家发展的根本。随着

①是说新语.人民健康，总书记一直高度重视[N/OL].求是网,2021-03-29[2021-12-25]. http://www.qstheory.cn/laigao/ycjx/2021-03/29/c_1127266281.htm.

人们生活水平的提高，以及医疗技术的日益增强，人们对于自身健康问题的关注也在增强。在人们对于自身健康关注越来越多的情况下，人们对于会影响自身健康的因素越来越关注，会有越来越多的维护健康的行为，并且会采取更多保护健康措施，即当人们身体或心理出现问题时，大多数人会选择去医院就医以满足健康需求，以期尽最大可能维护自身健康。

相较于过去，在健康出现问题之后人们选择诊疗的人次数大幅度增长，且就诊集中于公立医院。数据显示，中国医疗卫生机构诊疗人次数逐年递增，医疗服务需求与日俱增：2011年医疗卫生机构门诊诊疗人次数达627122.6万人次，2012年达688832.9万人次，2013年达731401.0万人次，2014年达760186.6万人次，2015年达769342.5万人次，2016年达793170.0万人次，2017年达818311.0万人次，2018年达830801.7万人次，2019年达871987.3万人次，2020年达774104.8万人次。[①]目前，医疗卫生机构包括医院、基层医疗卫生机构、专业公共卫生机构和其他医疗卫生机构四个类别，在四个类别中，医院的就诊人次数（2020年为332287.9万人次）几近一半，占总诊疗人次数的42.93%。而在选择医院就诊的人群中，在公立医院就诊的医疗消费者远远多于在民营医院就诊的医疗消费者。2018年公立医院共完成诊疗279193.8万人次，占医院总诊疗人次数的84.02%，民营医院共完成诊疗53094.1万人次，占医院总诊疗人次数的比例仅为15.98%。[②]数据表明，持续增长的就医诊疗人次数进一步验证了当下人们越来越关注自身健康，且大多选择公立医院。由此可见，公立医院目前依然是我国医疗服务体系的主体（见表1-1）。

①数据来源于《中国卫生和计划生育统计年鉴2017》和《中国卫生健康统计年鉴2021》。

②数据来源于《中国卫生健康统计年鉴2021》。

表1-1 2011—2020年医疗卫生机构数量和诊疗人次数统计

变量	2011年	2012年	2013年	2014年	2015年	2016年	2017年	2018年	2019年	2020年
总诊疗人次数/万人次	627122.6	688832.9	731401.0	760186.6	769342.5	793170.0	818311.0	830801.7	871987.3	774104.8
其中：										
三级医院/万人次	89807.8	108670.6	123821.9	139804.4	149764.6	162784.8	172642.5	185478.7	205701.2	179824.5
二级医院/万人次	99198.5	105476.7	109169.1	114708.6	117233.1	121666.5	126785.1	128493.4	134342.5	115606.8
一级医院/万人次	15336.5	16766.5	17617.9	18478.1	20567.9	21790.9	22217.3	22464.4	22965.2	20225.9
社区卫生服务中心/万人次	54653.7	59868.7	65709.8	68530.8	70645.0	71888.9	76725.6	79909.4	85916.4	75472.1
总机构数量/个	954389	950297	974398	981432	983528	983394	986649	997433	1007579	1022922
其中：										
医院/个	21979	23170	24709	25860	27587	29140	31056	33009	34354	35394
社区卫生服务中心（站）/个	32860	33562	33965	34238	34321	34327	34652	34997	35013	35365

注：数据来源于《中国卫生和计划生育统计年鉴2017》和《中国卫生健康统计年鉴2021》。

目前，就医市场仍属于自由选择市场，人们在就医时对于医院的选择几乎全凭个体的主观感知判断。同时，还未构建针对医疗消费者从基础医疗服务机构向高级医疗服务机构推荐的完善保健管理系统，医疗消费者根据自身主观判断来自由选择医疗服务，包括对医疗服务机构和服务人员的选择。而目前自由选择所带来的就医现象是，大多数医疗消费者在选择医疗卫生机构时都选择了三甲医院等大型医疗服务机构。数据显示，医疗服务市场需求逐年递增，每年的总诊疗人次数从2011年到2020年有较大增幅，2019年总诊疗人次数最多，达871987.3万人次，相较于2011年增幅达39.05%；2020年到三级医院就医的达179824.5万人次，到社区卫生服务中心（站）就医的达75472.1万人次，三级医院诊疗人次数比社区卫生服务中心（站）诊疗人次数多138.27%；相比于诊疗人次数的增长，医疗服务机构数量并未有明显增长，医疗卫生机构总数量从2011年（954389个）到2020年（1022922个）增长了7.2%。由此可见，医疗消费者就医较集中于三甲医院等大型医疗服务机构，而医疗服务体系呈现为大医院数量少、就医人次多，小医院数量多、就医人次少这样的“倒金字塔”结构。

人们对于医疗服务需求的增加，且就医集中于大型医疗服务机构，导致大型医疗服务机构医生的每日诊疗人次多，医生工作负荷大、压力大。在医院看病普遍存在“三长一短”的问题，即挂号时间长、候诊时间长、取药时间长、就诊时间短。这是因为，在看病就诊的过程中，门诊流程繁琐，购卡、挂号、候诊的每个过程都需要排队等候。同时，由于就诊医疗消费者多，就诊流程复杂，均分到每位医疗消费者的医生诊断沟通时间有限。调查显示，在最忙的科室，每个医生基本上每三五分钟就得接待一个医疗消费者。①在这种状态下，医疗消费者通常平均在门诊合计停留两三个小时，甚至更久，而医生为其看诊的时间却很短。由于医疗消费者候诊时间太长，而与医生进行沟通的时间有限，医疗消费者会认为医生对病情的判断简单，对诊疗方案解释不够详细，这样很可能造成在大医院就诊的医疗消费者在

①儿科医生困局调查:最忙科室三五分钟接诊一患儿[N/OL].华商网(西安),2016-02-14[2021-12-14]. http://news.163.com/16/0214/07/BFP5G38100014AEE.html.

主观感知上认为其病情并未得到充分诊治。医生与医疗消费者之间缺乏良好的互动沟通，使得医疗消费者对医生的态度感知不负责，引发对医疗服务的负面效应，如不满、愤怒等负面情绪，导致医患关系的不和谐。

目前，医生的工作量繁重、工作压力大、工作节奏快，在医疗消费者聚集的大医院的医生的压力更为明显，进一步则会影响诊疗过程中医生与医疗消费者关于病情的沟通。中国医师协会发布的《中国医师执业状况白皮书》显示，有62%的医师认为执业环境没有改善，各级医院的医师每周工作时间都在40小时以上，三级医院医师平均每周工作达到51小时，50岁以上的医师，身患两种疾病的占70%以上。[①]数据显示，医院医师日均负担诊疗人次数呈递增趋势，2020年综合医院医师日均担负诊疗人次为6.5人次，级别越高的医院的医师日均担负诊疗人次数越高，委属和省属的医院的医师日均担负诊疗人次分别为7.6人次和6.4人次，大医院医师每日的工作负荷明显更大。[②]因此，相较于小医院，医疗消费者对大医院专家所提供的医疗服务的需求更多，常常超出医疗服务机构的负荷，这些专家常常超负荷工作，而医疗服务机构不得不限制医疗消费者个人关于时间和人员需求的灵活性和适应性（Mosadeghrad，2014）。另外，许多医疗消费者都倾向于绕过全科医生，直接找专家就医，加之目前，不同级别医院的全科医生和专家医疗费用差距不大，较多的医疗消费者倾向于直接选择专家，这导致了拥有专家坐诊的大医院会聚集更多的医疗消费者，大医院医生的工作负荷越来越大。

---

①致敬医师节：全国执业医师数量达到339万[N/OL].中国日报，2018-08-16[2021-12-25].http://baijiahao.baidu.com/s?id=1608951906191923193&wfr=spider&for=pc.

②数据来源于《中国卫生健康统计年鉴2021》。

1.1.2 问题根源：医疗消费者对医疗服务存在信任危机

医生与医疗消费者之间的信任在医疗服务过程中至关重要，医疗消费者对医生普遍存在的预设性不信任对医患信任危机起主导作用（王敏等，2015）。医疗消费者对医疗服务人员的信任缺失，以及对于医疗决策方案的不确定，也会导致针对同一个医疗消费者形成的医疗服务的重复，由此又会增加医疗服务人员的工作负担（Mosadeghrad，2014）。对于医生和医疗消费者来说，信任危机都是有害的。信任的产生常常伴随着不确定性和感知的高风险性。由于信任方通常没有监督和控制被信任方的能力，信任意味着信任方对于被信任方行为的不确定性所导致的风险承担的意愿。相对于其他传统服务行业，医疗服务行业存在信息不对称性和感知高风险性两种典型特征，这两者会导致信息不确定性，而信息不确定性是医疗消费者进行决策以及与医疗服务机构之间进行交易的前提。

过去有许多学者对于医疗服务与传统服务的特征进行研究。周小梅（2008）将医疗服务市场交易特征总结为三个方面：（1）医疗服务市场的信息不完备性，以及由此产生的医生与医疗消费者之间的道德风险和代理关系，包括医疗服务需求的不确定性、医疗服务结果的不确定性、医疗服务市场信息的不对称性等；（2）医疗服务市场具有垄断性、非价格竞争及可竞争性；（3）医疗服务是具有外部性的公共物品，也是具有竞争性和排他性的私人物品。之后，学者开始注重医疗服务的过程，重视医疗消费者的主观情绪和医生与医疗消费者之间的关系，将医疗服务特征总结为四个方面：（1）信息不对称性和高技术性，医疗消费者对医学科学的了解存在局限性、对医疗专业知识不了解，双方信息不对称；（2）不确定性和高风险性，医疗消费者无法预测医疗服务人员的诊疗方案及其效果；（3）医疗服务对象与其他服务对象的心态不同，大多偏向于负面情绪；（4）服务具有延续性和亲密性，医疗消费者与医疗服务人员常建立起某种联系，从而完成医疗服务后续的追踪与治疗（官翠玲，2011）。由于医疗服务市场的进入壁垒较高，医疗服务市场的特征主要体现在信息不对称性、供需双方的特殊性、行业垄断性和价格机制的局限性。[①]随着我国进入市场经济，医疗服务消费的排他性和竞争性愈发明显。相较于公共产品，经济学中私人产品的显著特征是排他性与竞争性，由此根据公共产品和私人产品特征的差异将医疗服务归类于私人产品（甄瑞英等，2016）。综上所述，医疗服务与其他服务的特征差异主要体现在以下四个方面。

第一，信息不对称性和信息不确定性。在医疗服务交易过程中，医生等医疗服务人员所提供的服务专业性强，接受医疗服务的医疗消费者比较缺乏医学知识，医生与医疗消费者之间存在医疗专业技术知识不对称性，以及所掌握的对于就诊过程中一系列信息的严重不对称性，包括检查过程、诊疗方案、医药价格等。信息不对称性会直接引发医疗消费者对医疗服务需求和医疗服务就诊结果这两种情况的不确定性：其一，对医疗服务需求的不确定性主要指医疗消费者出现不适症状时，不能客观地了解自身病情的严重程度，无法提出理性的医疗服务需求，其服务需求常依据自身的主观判断；其二，医疗服务就诊结果的不确定性主要指在既定的条件下，甚至在控制条件下，治疗结果存在不确定性。由于医疗消费者可能对所患疾病缺乏认知，其所产生的不确定性会影响医疗消费者对医疗服务质量和治疗结果的评估，这种不确定性主要包括医疗消费者不确定医生治疗的有效性，这些都是基于医疗消费者与医生对医药知识有不同程度了解的前提假设。

---

①中投顾问.中国医疗服务市场发展现状分析[EB/OL].(2016-07-18)[2021-12-21]. http://mt.sohu.com/20160718/n459803432.shtml.

第二，医疗服务行业具有垄断性。医疗服务市场的垄断性具有经济和行政上的双重含义：一方面，我国医疗服务市场的区域划分是按照行政级别进行的，无论是医疗服务专业设备、医生专业知识或者服务质量，同一行政级别的不同区域间的医疗服务市场并无太大差异，在每个区域中通常存在某些规模较大、口碑较好的大型医疗服务机构，它们具有明显的市场集中度。另一方面，医疗服务市场的进入存在壁垒，包括大量沉淀成本、行政审批和获取许可证等方面。由于医疗服务明确需要较强的专业技术和医学知识，以及高精尖的医疗设备，这些壁垒使得已进入市场者具有明显优势，日渐形成垄断局面。①

第三，医疗服务价格机制存在局限。在普通市场竞争机制中，企业之间的竞争包括价格竞争和非价格竞争。非价格竞争包括改善服务或产品质量等，价格竞争包括成本与零售价等。但是，在医疗服务市场中，价格竞争存在较大局限性，因为医疗服务既具有市场属性，也具有公益性，医疗服务价格不仅受市场影响，同时还受到政府部门监控。医疗服务价格受到政府监管，不完全由市场自主调节，政府部门对医院的补偿机制为医院提供了很强的非价格竞争激励。因此，相对于其他竞争型服务行业，医疗服务机构之间的价格差异远小于其他行业。价格差异小，医疗消费者在选择医疗服务机构的过程中，考虑价格的影响就较少。

第四，医疗服务既是具有外部性的公共物品，也是具有竞争性和排他性的私人物品。医院常被看作公共服务等基础设施组成部分，医院需要为所有的医疗消费者提供服务。为了完善医疗服务的基础设施，政府部门相应地制定了一系列优惠政策，由此表现出公共物品外部性的一些特征，如医疗保险制度，全民皆可自由享受医疗服务红利。同时，医疗

①中投顾问.中国医疗服务市场发展现状分析[EB/OL].(2016-07-18)[2021-12-24].http://mt.sohu.com/20160718/n459803432.shtml.

服务也存在竞争性和排他性。竞争性特点是指商品是否被许多人共同且同时消费。医疗服务是被许多人同时拥有的，而医疗资源的有限性则注定了医疗服务的竞争性；排他性是指个人因为没有消费的原因而被产品或服务提供方排除在外，在市场中普遍存在的由个人购买或消费的产品或服务属于个人消费。医疗服务对于医疗消费者均要收费，医疗消费者若不付费则不能获得医疗服务，与消费密切联系的是排他性特征。因而，也可认为医疗服务属于私人物品。

由于信息不对称性和不确定性，医疗服务存在较高的道德风险，会导致处于信息优势的医疗服务方存在为了自身经济利益，对医疗消费者实施欺骗行为的可能性，可能会做出损害处于信息劣势的医疗消费者权益的行为。医疗服务属于信任商品。信任商品的概念是由 Darby 和 Kami（1973）提出的。信任商品的典型特点是在交易过程中卖方比买方拥有更多关于商品对于买方的信息，且买方的决策只能依赖于卖方。如医生、律师等这类拥有专业信息知识的专家通常比顾客更了解顾客的问题，包括问题的实际严重程度以及相应的诊疗方案。顾客在接受这类专家所提出的诊疗方案时，并不能十分确定自身是否对这些方案有实际需求（黄涛和颜涛，2009；田森等，2017）。信任会减少信任方对被信任方实施机会主义行为风险的感知，进而较少因逆向选择而导致道德风险及相关交易成本（Bromiley and Cummings，1995）。在交易成本理论中，假设人的本性是有机会主义倾向的，被信任方所考虑的是基于对方自利行为的信任，在这之中，信任方和被信任方的行为均符合自身利益。若其中一方没有为另一方带来利益或使其免受损失，则另一方会采取机会主义行为，导致信任缺失（寿志钢等，2008；江旭，2012；李丹和杨建君，2017）。

医疗消费者对医生的信任往往源于医疗消费者的主观感知。由于服务的无形性、多样性，以及生产和消费的同时性，医疗消费者对医疗服务质量的评估通常建立在主观感知上，而不是客观评价。医疗服务市场的不确定性和不对称信息，获得服务、诊疗过程和结果质量是否合适的信息成本较高且较复杂，导致医疗服务质量、诊疗过程和结果难以以客观标准进行衡量。信息不对称会导致逆向选择，逆向选择的本质就是信任（雷宇，2016）。医疗服务交易过程中的不对称信息会产生委托代理问题，医疗消费者不能完全执行医疗服务标准，且必须把其一部分的选择自由委托给医生。医疗消费者在消费服务之前对服务无法进行检测，这些需要以对医生能力的信任和对关系的信任替代直接的观察。在就医过程中，医疗消费者将医疗活动委托于医生，他们对医疗服务的判断均来源于对医生的主观感知，通过对医生主观感知的信任替代对医生道德风险和不确定性的判断，以对医生能力、关系等方面的信任替代直接的观察。即当医疗消费者对小医院处于不信任状态时，即使小医院里的医疗技术已经可以满足医疗消费者的需求，医疗消费者依然可能不会选择小医院就医，哪怕只是普通的感冒发烧，医疗消费者依然可能选择三甲医院。

“倒金字塔”结构现象的形成，主要是由于医疗服务存在信息不对称性，医疗消费者对医生的具体专业程度不了解。医疗消费者普遍认为大型医疗机构拥有较先进的设备、完善的服务以及更多能为医疗消费者规避风险、治疗病情的专家，因此其更加信任大医院。且由于不同医疗机构的医疗服务价格差异不大，大多数医疗消费者会选择到大医院就医。医疗消费者在身体或精神心理方面出现问题时，会主动就医，而在就医过程中医疗消费者对医疗机构存在较高期望值以及一定的依赖性，就诊过程和就医决策的制定均依赖于医疗服务机构和医疗服务人员，医疗消费者属于被动接受医疗服务，医疗服务机构和医疗服务人员在医疗服务中处于主导地位。即使医疗消费者能通过网络资源等平台了解部分医疗专业知识，医疗消费者对医疗专业知识的了解依然是不全面的。这是因为，网络在医疗专业知识方面还未出现合理的监督管理机制，在网上进行咨询的所谓具有各类医师资格人员的身份无法得到验证或审核，不能保证医疗消费者所查询到的信息全都属实，医疗消费者对于医疗专业知识的了解只能依赖于医生。

目前，根据医疗消费者的实际需求和医疗技术的发展，大部分医疗消费者的需求可在基层医疗服务机构得到满足。相较于其他服务行业，医疗服务业中医疗消费者对医疗服务期望较高，将恢复健康的期望寄托于医疗服务机构。大多数医疗消费者不信任小医院，不论疾病的严重程度，在生病后大多倾向于去大医院就诊，形成医疗服务体系“倒金字塔”结构现象。而事实上，若病症并不严重，一般在基层医疗机构就可得到适当的照护和治疗。韩启德在第十六届中国科协年会作报告时提出：“医疗对人的健康只起8%的作用。人的健康更多的是由生活方式、生活条件、经费保障来决定的。因此我们应该有一个更好、更全面的看法。”[①]大部分人就医的原因只是一些小病、慢性病，或是寻求保健功能，而这一部分就医问题在具有相应功能的基础医疗卫生服务机构即可得到解决。乡镇卫生院和社区卫生服务中心是我国医疗卫生服务体系的“最后一公里”。社区卫生服务机构主要是以健康为导向，小病当医生、大病当参谋、重病当亲人、康复当助手，可以满足大部分人的基本医疗需求。同时，《2013年第五次国家卫生服务调查分析报告》显示，医疗消费者疾病类别两周就诊率排名前五位的是感冒（23.1‰）、高血压病（21.4‰）、糖尿病（5.6‰）、急慢性胃肠炎（4.3‰）、椎间盘疾病（2.5‰），占就诊人次的63.5%，城市地区与农村地区两周就诊率排名前五位的疾病病种相同，均属于这五种。这些数据表明，随着目前医疗技术的发展、医疗资源的下沉，大多数医疗消费者的疾病病种可在基层医疗机构得到解决。疾病种类具体情况见表1–2。

---

①韩启德．对疾病危险因素控制和癌症筛检的考量[EB/OL].（2014–05–28）[2021–12–28].http: // zt.cast.org.cn/n435777 /n435799 /n15630833 /n15631018 / 15671198.html.

但事实上，到基层医院就医的人群很少，出现这种情况的原因是医疗消费者对于基础医院的信任度较低。

表1-2　2013年第五次国家卫生服务调查调查人口疾病类别2周就诊率与构成情况

疾病名称	合计		城市		农村	
	就诊率（‰）	构成（%）	就诊率（‰）	构成（%）	就诊率（‰）	构成（%）
感冒	23.1	25.8	21.5	23.5	24.6	28.0
高血压病	21.4	23.9	23.8	25.9	19.2	21.8
糖尿病	5.6	6.2	7.8	8.5	3.4	3.9
急慢性胃肠炎	4.3	4.8	3.8	4.2	4.9	5.5
椎间盘疾病	2.5	2.8	2.3	2.5	2.7	3.1
脑血管病	2.2	2.5	2.3	2.5	2.2	2.5
类风湿关节炎	1.7	1.9	1.6	1.8	2.0	2.3
慢阻性肺部疾病	1.7	1.9	1.6	1.7	1.8	2.0
缺血性心脏病	1.4	1.6	1.4	1.5	1.3	1.5
牙齿疾患	1.1	1.3	1.1	1.2	1.1	1.3

注：数据来源于《2013年第五次国家卫生服务调查分析报告》。

在过去，医生和医疗消费者之间关系融洽，医疗消费者充分信任医生，且并不在乎是哪家医院的医生或是否专家，都愿意将生命托付于医生，并接受和承担任何医疗结果，而医生亦竭尽全力从医疗消费者利益出发。如20世纪60年代末，1391名北京知青远赴陕西北部的延川插队落户，其中一群人在当地担负起救死扶伤的职责，在极度缺医少药的条件下，在黄土高原简陋的窑洞里，他们克服困难，挽救生命。孙立哲就是其中之一。在孙立哲对当时情形的回忆中有三个案例。案例一，有一位女病人求子心切，虽因身体状况不宜怀孕，但却不听劝告偷偷怀孕，妊娠7个月因心肌衰竭，抢救无效去世。当时病人的父亲明确表示责任在女病人，“是她自己非要怀这个孩子的，我们马上走，不给你的名声惹麻烦”，这让孙立哲感动至今。案例二，有个村民胃穿孔并发腹膜炎，已经疼痛性休克，而公社医院远在15公里山路之外。病人的弟弟在几个月以前得了肠梗阻，因为没有得到及时治疗，死在了送医的路上。于是病人的丈夫最后选择找孙立哲治疗，并表示“小孙你给治吧，死了不怨你”。案例三，在巡回医疗中，一名患视神经母细胞瘤的病童家长对孙立哲说：“我们知道这个孩子凶多吉少，很多医院都不收，没有哪个大夫愿意让病人死在自己手里，那是砸牌子的事。这个手术要是下不来，我们马上就走。”①在过去的案例中，医疗消费者充分相信医生，但现如今，医生与医疗消费者之间信任却极其脆弱，医疗消费者常常对医生表示质疑，质疑其职业能力和职业道德。面对医生和医疗消费者关系日益紧张的局面，医生对医疗消费者采取越来越谨慎的态度，有的医生需要学习防身术，有的医生在病历上阐述的内容十分详细，这些行为都是医生为了在与医疗消费者之间发生矛盾时能够拥有保护自己的法律证据。医疗消费者常常对医生存在预设性的不信任，这是导致信任危机的主要因素（王敏等，2015）。

1.1.3 补救措施：有效的沟通可缓解信任危机

重视诊疗时医生与医疗消费者双方的沟通，是当前拆除医生与医疗消费者之间“信任隔离墙”的关键和有效路径（王敏等，2015）。医患之间若缺乏良好的沟通，即使医疗消费者病情得到很好的治疗，依然有可能导致医疗消费者误解医生，甚至引发医疗纠纷（任朝来，2015）。在早期的研究中，就有研究者提出，医疗服务质量管理主要包括技术服

①崔永元谈中国医患纠纷：医德医风“今不如昔”[EB/OL].(2016-04-10)[2021-12-21]. http://news.sohu.com/20160410/n443772244.shtml.

务和人员交互过程两方面，其中技术服务主要是指医药和医疗技术对于健康的运用，人员交互是指服务提供者和就医群体之间的沟通（Donabedian，1992）。沟通可增强顾客的感知价值，并将其转换为顾客忠诚（Hänninen and Karjaluoto，2017）。可见，良好的沟通和诊疗结果、工作环境、工作人员的健康一样重要（Eklöf et al., 2014; Ezziane et al., 2012; West and Lyubovnikova, 2013）。

现如今，随着经济的发展，医疗技术服务在不同医疗服务机构中的差异逐渐缩小。这主要体现在以下两点。第一，医疗服务机构的可及性和方便性大大提高。2018年，医疗服务机构对大部分的医疗消费者已经具有较高的可及性和方便性。中国2018年调查地区住户距最近医疗单位距离和时间构成的调查统计结果显示（见表1–3）：一是在距离统计情况中，到最近医疗点距离在1公里以内的占58.2%、5公里及以上的占3.4%。农村医疗消费者到医疗点的距离比城市医疗消费者远，城市里到最近医疗点距离在1公里以内的占62.5%、5公里及以上的仅占1.6%；农村里到最近医疗点距离在1公里以内的占53.1%、5公里及以上的占5.6%。二是在时间统计情况中，到最近医疗点所需时间在15分钟以内的占89.9%，在30分钟以上的占1.3%。农村医疗消费者到达最近医疗点所需时间比城市医疗消费者多，城市里到最近医疗点所需时间在15分钟以内的占91.9%、30分钟以上的占0.6%；农村里到最近医疗点所需时间在15分钟以内的占87.6%、30分钟以上的占2.1%。这些数据表明，大多数医疗消费者能在较短时间和较短距离内到达医疗点，获得基本医疗服务。第二，国家正积极出台医疗服务相关政策，增强基层医疗服务机构医疗资源的可及性，以期从医疗资源角度缓解看病难、就医难现象。在医疗资源逐渐实现均等化的背景下，即医疗卫生服务体系布局调整和各级各类医疗机构的功能完善，相关医疗政策的实施使得医疗消费者的需求在相应的小医院都能得到满足，从而可缓解人们看病难、就医难现象，改善医疗卫生服务体系整体效率，亦可加强医疗资源配置和使用的合理性。

表1-3 中国2018年调查地区住户距最近医疗单位距离和时间构成情况

（单位：%）

到最近医疗点距离	合计	城市				农村			
		小计	东部	中部	西部	小计	东部	中部	西部
不足1公里	58.2	62.5	61.8	65.5	60.5	53.1	60.4	56.4	44
1公里	22.1	21.8	23.1	20.0	22.0	22.5	21.7	21.8	23.8
2公里	10.8	9.6	9.7	8.7	10.5	12.1	9.4	12.6	13.8
3公里	4.0	3.3	2.9	3.2	3.8	4.7	3.2	4.3	6.4
4公里	1.5	1.1	0.9	1.1	1.3	2.0	1.5	1.3	3.1
5公里及以上	3.4	1.6	1.5	1.5	1.8	5.6	3.7	3.6	8.9
到最近医疗点所需时间	合计	城市				农村			
		小计	东部	中部	西部	小计	东部	中部	西部
15分钟及以内	89.9	91.9	94.6	91.6	89.0	87.6	93.3	88.1	82.6
16～20分钟	5.2	4.8	3.6	5.0	6.1	5.6	3.6	5.3	7.5
21～30分钟	3.6	2.7	1.6	2.9	3.9	4.7	2.4	4.6	6.7
30分钟以上	1.3	0.6	0.3	0.6	1.0	2.1	0.7	2.0	3.2

注：数据来源于《中国卫生健康统计年鉴2021》。

这些数据表明，当医疗消费者出现医疗服务需求时，其可以在比较近的距离获得医疗服务，即使去小医院就医也同样可获得相应的医疗资源保障。随着国家医疗技术水平的不断提升以及医疗资源的下沉，大多数医院都可为医疗消费者提供其所需的医疗服务技术和资源。由此，前述的医疗服务质量管理主要包括技术服务和人员交互过程两方面，而大多医疗服务机构中技术质量的差异已较小，那么，就医过程中医疗消费者对医疗服务质量的感知主要就来源于医疗消费者与医院人员沟通、交互的过程。依据社会认知理论，消费者对杰出服务的满意主要依赖于消费者与服务提供者之间的互动服务质量（Hausman，2004）。同时，由于医疗服务存在技术壁垒，通常人们接受服务时对医疗技术并没有客观判断标准，医疗消费者对服务的判断来源于其主观感知。由此进一步表明医疗服务过程中医疗消费者对于医患之间的沟通的感知是其所有心理反应和行为的前提。

沟通有三个基本要素：信息的发出方和接收方，以及信息所引起的反应。研究者通常将沟通分为单向沟通和双向沟通，单向沟通常用于上下级之间，而双向沟通常用于同级之间。在医疗服务过程中，医生和医疗消费者同时是信息的发出方和接收方，沟通发生在医生和医疗消费者之间，沟通关注的是医疗消费者的疾病如何得到治疗。在医疗服务过程中，通过医生与医疗消费者良好的双向沟通，确保沟通信息的准确传递，可使医生与医疗消费者增进彼此之间的了解，促进双方良好人际关系的建立。但是，有研究表明，虽然大多数医生和医疗消费者认为医患沟通重要，但现实中医生与医疗消费者之间并未达到有效沟通。王献蜜等（2014）对北京市某医院住院医疗消费者及医疗服务人员进行分析，研究表明：74%以上的医疗消费者认为医疗服务人员应该重视医疗消费者的问题以及为其进行详细解释，而只有58%的医疗服务人员这样认为，且只有36%的医疗服务人员做到了为医疗消费者进行详细解释。由此可见，即使医疗消费者期望与医生建立良好人际关系，实际上医生还不能真正实现以医疗消费者为中心。

在当前的医疗服务背景下，医生与医疗消费者之间更多的是以关系为导向。20世纪五六十年代，在计划经济体制下，医疗机构归国家所有，医疗经费由国家统一支出。随着改革开放逐步推进，市场经济得到发展，为了更好地发展医疗事业，适应市场经济的需求，医疗服务市场逐渐放开。国家允许私人资金和外来资金投资医疗卫生事业，至今形成了由公立医院、民营医院和外资医院共同构成的医疗服务市场，且该市场保持持续不断地发展和扩张。伴随着医疗服务市场的出现，医疗服务机构不再强调以医疗为中心，医疗服务机构的整体配置和运营成为由国家和市场共同主导，明确医疗服务对象是医疗消费者群体，服务由交易导向转换为关系导向。根据关系营销范式，消费者购买过程中的决策和忠诚度会受到产品价格、服务质量和感知价值等因素的影响，而消费者与企业之间的关系对于决策和忠诚度的影响更大。客户关系是消费者忠诚度的重要影响因素，使得企业注重培养和维护与消费者之间的长期良好关系（杨德宏和苏雪梅，2011）。

本书从客户关系的角度研究医生与医疗消费者之间的关系。客户关系管理是指通过传递优异的顾客价值和顾客满意度，建立和维系盈利性的顾客关系的全过程，涉及获取、维系和发展顾客的各个方面。在市场存在竞争的条件下，消费者可挑选的产品和服务通常较多，他们一般会选取可为顾客提供感知价值较高的产品或服务。顾客的感知价值就是顾客将某产品或服务的全部利益和成本的差额和竞争产品相比所得出的评价。关系营销理论提出，关系质量是服务提供方与消费者之间交易过程的关键因素，基于较高的关系质量的服务提供方可降低消费者的感知不确定性，增强消费者对服务提供方的信任。构建持久的顾客关系的关键是创造卓越的顾客价值和顾客满意度。满意的顾客更有可能成为忠诚的顾客并为企业带来更大的市场份额。

1.2 问题提出

目前医疗服务体系呈现“倒金字塔”现象：就医状况为大医院看病难、就医难、人满为患，小医院门可罗雀。在就医过程中，由于从基础医疗服务机构向高级医疗服务机构推荐的保健管理系统还未构建，并且医疗消费者对于医疗服务及医生判断主要来源于就诊过程中的主观感知，因此医疗消费者的选择是基于个体主观感知对医疗服务机构和医生的自由选择。同时，由于医疗服务的典型特征是感知高风险性，服务失败成本大，医疗消费者都希望能做出不后悔且明智的决策，导致他们普遍选择相信大医院。因此，无论出现大病或小病，医疗消费者都可能寄希望于大医院，且不信任小医院，在对医疗服务机构选择过程中就会倾向于选择大医院。

建立和维持信任的机制主要有个人因素与私人关系、法规制度和道德规范。在中国传统社会，信任主要是通过私人关系建立的（彭泗清，1999）。信任以人际信任为核心，道德性的社会信任往往也建立于人际信任的基础上，法制性的社会信任很少。同时，人们对于基本价值观的信任、对法规制度和道德规范的信任都是以对基本价值观、法规或道德规范制定者和执行者的个人信任为前提。因此，所有的信任都可以理解为是以人际信任为基础，是以对个人的信任为前提，对于医疗服务的信任可归结于对医生的信任。信任是影响医疗消费者满意度的最主要因素，医生的人际交往能力和医疗技术水平同样会影响医疗消费者对医生的主观感知（Assem and Dulewicz，2015）。

根据社会交换理论，人与人之间的沟通过程是一种利益或情感的交换过程，通过沟通可提高社会交换质量。在医生与医疗消费者之间，通过有效沟通进行利益或情感的交换，双方可更好地交换信息，并从中获得情感和信息支持，建立良好的情感纽带，改善两者之间的信任关系，降低医疗消费者的就医不确定性，使得医疗服务得以顺利进行，两者关系和谐发展。由于大部分的服务是无法提前通过测试、测量、计算或验证来确保服务质量的，又因为不同的服务人员针对不同消费者的服务表现也会每天都不一样，因此服务质量发生在消费者与企业或服务人员接触的互动过程中，对于服务的评价基于服务人员的表现。类似地，在医疗服务过程中，对医疗服务的评价则基于医生的表现，医生需根据医疗消费者传递的信息为其提供诊疗方案，在整个诊疗过程中服务评价体现在医生与医疗消费者之间的沟通中。

事实上，在针对小病所需要的医疗技术水平在不同医疗机构之间的差异性较小，而且医疗服务机构的可及性较高。本研究探讨是否可以通过加强沟通的有效性来增强医疗消费者对医生的信任。过去，国内外学者对于医患沟通的研究大多集中于沟通的方法、技巧、意义、作用及影响因素等，鲜少从社会心理学的角度对医患沟通的模式进行研究。并且，大多是将沟通作为一个独立存在的整体变量进行研究，进而探讨沟通对信任的影响，较少从沟通模式、沟通内容、沟通渠道等方面研究沟通对信任的影响，而这些方面可能会存在一定的影响。

本书将结合社会学、经济学、统计学、消费者行为学、组织行为学等学科的相关理论，基于前人的研究文献，拓宽对医疗消费者就医行为意愿的影响因素研究，加强社会交换理论、支持理论、比较理论和公平理论在医疗服务场景中的运用。本书以医疗服务为背景，试图针对不同医疗消费者特征，构建医疗服务沟通对医疗消费者就医行为意愿的影响机制模型，了解其中的作用机制，重点研究沟通在为医疗消费者提供医疗服务过程中的作用，包括对沟通氛围感知的服务公平、服务人员的沟通风格、医疗消费者的特点，以及医院类型与服务公平和沟通风格的交互作用。同时，对比三甲医院和社区医疗卫生服务机构两类不同服务机构的模型差异，以期发现在不同医疗服务机构就医群体的决策差异规律。

1.3 研究意义和研究创新

1.3.1 研究意义

信任危机对于整个诊疗过程是有害的。信任缺失不仅会影响医疗消费者，对于医生同样会造成严重影响。从医疗消费者的角度看，出现信任危机时，医疗消费者会承担较大的风险，感知到较强的不确定性；从医生的角度看，出现信任危机时，医生与医疗消费者之间的关系日益紧张，医生的自身合法权益和人身安全的保障存在风险。同时，出现信任危机时，医疗服务行业发展也会受影响。信任缺失也容易带来社会的不安定，不利于构建和谐社会。

目前医疗服务行业的发展十分迅猛。医疗服务是人们生活中密切相关的主题，与人们的生活息息相关。1960年，美国市场营销学会将服务定义为用于出售或同商品连在一起进行出售的活动、利益或满足感。2000年，国际标准化组织对服务做出了比较权威的定义，认为服务是为了满足顾客的需要，由供应方与顾客接触的活动和供应方内部活动共同产生的结果。所有这些对于服务的描述，都体现出服务是一系列的互动过程。类似地，医疗服务同样可认为是医生与医疗消费者之间的互动过程。医疗服务市场是医患双方进行医疗服务、产品交换关系的总和，医疗服务主要依赖于医疗消费者与医疗服务人员之间的互动。有技巧的沟通在人际互动中十分必要，沟通在服务过程中所承担的角色是不可或缺的，良好的沟通能缓解日趋紧张的医患关系。

同时，由于医疗服务信息不对称的特殊性，医疗消费者对医疗服务的判断主要来源于对医疗服务人员在整个沟通过程中的主观感知。医疗服务沟通的这些特征，极有可能使得医疗消费者更加依赖于服务接触过程中的沟通，并通过医疗消费者对于沟通的主观感知形成相应的心理反应，如信任程度等，继而影响其未来的行为。基于医疗服务从交易导向转向关系导向，本书在医疗沟通过程中从服务公平和沟通风格两方面对医疗服务沟通进行阐释，从顾客关系的角度研究医疗消费者如何对服务沟通作出反应。

随着医疗服务市场的改革，人们对疾病的医疗理念也发生了变化，重治疗也重预防和康复，医疗消费者的健康意识与主动参与医疗行为的意愿也在逐渐增强，医疗消费者越来越不满足于被动地接受医生的建议，而是注重在就医过程中和医生之间的交流，希望通过双向沟通等交流表达自身意愿。增强医患沟通的有效性，有助于医疗消费者在短时间内获得其所需的信息和情感支持，缓解医生与医疗消费者之间的信任危机，重塑医生与医疗消费者之间的互信氛围。由此，增强沟通有效性对于医疗消费者和医生都十分有意义。因此，本书研究医疗消费者就医行为意向的选题具有一定的实践意义。

交换的开始、维持和终止都是建立在人与人接触的基础上的。服务人员在交换过程中最基本的活动就是沟通。成功的销售是建立在成功的人际交流基础上（Williams and Spiro，1985）。在就医过程中，医疗消费者对医疗专业知识缺乏完整的线索或担保，从而产生信息不完整现象，这样可能会使医疗消费者感知更多的不确定性和风险。医生与医疗消费者之间的互动最大有利面即体现在信息和情感交换上。两者的交流十分重要。医生对医疗消费者的诊断全都依赖于交流过程。医生自身能力素质和交流内容会影响医疗消费者的决策。同时，医疗消费者对于就诊过程满意与否，常常会影响医疗消费者就医行为的意愿。过去，鲜有学者在医疗服务背景下从沟通的不同内容、不同风格等方面研究三维度信任的影响因素。因此，本书研究医疗消费者就医行为意向的选题具有一定的理论意义。

本书旨在丰富行为选择研究，基于我国的文化背景，探索信任的维度构成和测量量表,丰富人际关系信任理论，为医疗服务行业制定管理策略提供理论支撑和工具模型；在实践中，以期根据结论提出具体帮助说服医疗消费者理性选择就医医院的建议，为医疗服务机构提供如何吸引医疗消费者主动就医、自行分流去合适的就医机构的相关政策建议。针对不同特征的医疗消费者，提供不同的沟通方式和内容，增强说服的有效性，引导和建立医疗消费者对医疗服务人员的信任，尤其是对就医人次少的小医院的信任，形成小病去小医院、大病去大医院的就医规律，缓解“倒金字塔”结构现象，协助人们自行分流，合理选择就医医院，缓解大的医疗服务机构医护人员压力，使得医疗资源得到充分的利用、医疗消费者得到最大限度的便利和满意。

1.3.2 研究创新

过去对于医疗消费者就医行为意愿影响因素的研究大多基于人口统计学变量，对顾客和服务人员之间的互动和相互之间的信任关系对顾客满意度的影响研究较少，尤其是关于医疗服务环境中信任的影响因素和作用过程的实证分析研究较少。本研究的特色与创新之处是：(1) 从客户关系管理的角度，基于医疗消费者的主观感知，探讨医疗消费者对医疗服务的选择行为，同时结合社会学、经济学、心理学、消费者行为学、组织行为学等多学科领域理论进行研究分析。(2) 基于社会交换理论、公平理论和社会支持理论，引用Rousseau等（1998）的定义，认为信任包含信任意向和信任信念两个要素，以及Mayer（1995）等将信任信念定义为感知正直信念、感知善意信念和感知能力信念三维度，基于我国的文化背景，探索信任的维度构成和测量量表，探讨信任对医疗服务沟通和就医行为意愿关系的影响。(3) 拟对三甲医院和社区医院两种医院类型的医疗服务沟通对医疗消费者就医行为意愿影响的差异进行比较，能为不同类别医疗服务机构提供相应的构建信任的方法，根据医院类型以不同沟通风格提供不同服务公平，注重不同维度信任的构建，引导人们自行分流，为分级诊疗做好铺垫。本研究为探讨医生与医疗消费者之间的沟通提供新的视角，能为更全面系统地解释医疗服务沟通是如何影响医疗消费者就医决策提供理论指导，了解如何增强医疗服务沟通的有效性，进而影响医疗消费者未来的就医决策。

1.4 研究对象和研究内容

1.4.1 研究对象

本书的研究对象是在三甲医疗服务机构和基层社区医疗服务中心（站）的门诊就诊的医疗消费者。首先，在实际就医情况中，从就诊人次数观察，门诊医疗消费者远远超出住院就诊医疗消费者人次数。住院诊疗人次数仅占门诊诊疗人次数很小的一部分：2020 年，在总诊疗人次数中入院人次数仅占门诊人次数的 2.97%；2019 年，在总诊疗人次数中入院人次数仅占门诊人次数的 3.05%；2018 年，在总诊疗人次数中入院人次数仅占门诊人次数的 3.06%；2015 年，在总诊疗人次数中入院人次数仅占门诊人次数的 2.74%；2011 年，在总诊疗人次数中入院人次数仅占门诊人次数的 2.44%（见表 1-4）。从数据看，比例逐年仅仅只有非常细微的递增趋势。其次，考虑过去国内的研究情况。过去大多研究人员未将门诊病人和住院病人进行区分研究。实际上，由于医疗消费者的疾病严重程度、家庭经济条件、医疗费用补偿比例不同，门诊病人与住院病人就医行为选择有显著差异（姚兆余和朱慧劼，2014）。若不区分两类医疗消费者，则容易忽视两者特点的差异，影响研究结果。因此，无论从实际意义，还是理论意义，相较于住院病人，研究门诊病人更具有广泛意义。

在诸多医疗服务机构的门诊情况中，本研究选取对比较鲜明的三甲医院与社区医疗服务中心（站）的门诊医疗消费者进行调研。目前，人们去医院就医的次数逐年递增，在选择就医医院时，医疗消费者可自由选择医疗服务机构和医生，大部分选择对象是大的医疗服务机构。在2011年，去社区卫生服务中心（站）就医人次大约占医疗卫生机构门诊就诊总人次的8.72%，2012年占8.69%，2013年占8.98%，2014年占9.01%，2015年占9.18%，2016年占9.06%，2017年占9.38%，2018年占9.62%，2019年占9.85%，2020年占9.75%，占比虽逐年递增，但仍只占很小一部分（见表1-4）。而在实际情况中，社会卫生机构提供的医疗（常见病、多发病的诊治、危重病人的现场救治及转诊，家庭病床及相关的各项服务）、预防（传染病防治、儿童计划免疫、慢性病防治和监控等）、保健（儿童保健、妇女保健、老年人保健、残疾人保健）、康复（接收上级医院转回的康复期病人，侧重于慢性病、术后病人及残疾病人康复指导和管理）、健康教育（制订健康教育计划、配合社区卫生服务中心开展健康教育等服务），都能满足人们基本的需求，而与实际在社区卫生服务中心（站）的就医人数不匹配。因此，社区卫生服务等基层卫生医疗机构改善服务，增强对医疗消费者的吸引力，是社区卫生服务中心（站）等基层卫生医疗机构充分发挥其职能的关键所在。

表1-4 医疗卫生机构住院和门诊服务情况（2011—2020年）

（单位：万人次）

年份	类型	总计	医院	基层医疗卫生机构	社区卫生服务中心(站)
2020	入院人数	23012.8	18352.0	3707.5	299.3
	门诊服务	774104.8	332287.9	411614.4	75472.1
2019	入院人数	26596.1	21183.1	4295.1	349.9
	门诊服务	871987.3	384240.5	453087.1	85916.4
2018	入院人数	25454.3	20016.9	4376.2	354.0
	门诊服务	830801.7	357737.5	440632.0	79909.4
2017	入院人数	24435.9	18915.4	4450.0	365.4
	门诊服务	818311.0	343892.1	442891.6	76725.6
2016	入院人数	22727.8	17527.7	4164.8	328.7
	门诊服务	793170.0	326955.9	436663.3	71888.9
2015	入院人数	21053.8	16086.8	4036.6	322.1
	门诊服务	769342.5	308364.1	434192.7	70645.0
2014	入院人数	20441.2	15375.1	4094.2	321.0
	门诊服务	760186.6	297207.0	436394.9	68530.8
2013	入院人数	19215.5	14007.4	4300.7	322.2
	门诊服务	731401.0	274177.7	432431.0	65709.8
2012	入院人数	17857.1	12727.4	4253.9	308.5
	门诊服务	688832.9	254161.6	410920.6	59868.7
2011	入院人数	15297.7	10754.7	3774.7	289.5
	门诊服务	627122.6	225883.7	380559.8	54653.7

注：数据来源于《中国卫生和计划生育统计年鉴2012—2017》和《中国卫生健康统计年鉴2018—2021》。

1.4.2 研究内容

医生与医疗消费者之间的互动可视为社会交换的一种形式，医生通过沟通将医疗服务技术传递给医疗消费者，医疗消费者以信任回报医生，医生与医疗消费者之间通过互动，保持交换关系，以获得回报为交换动机，并且尽可能地保持自身回报的增长。在一段关系中，信任可降低不确定性，增强社会交换质量，使得双方能更好地交换信息、获得支持等（Schaubroeck，2013）。根据社会交换理论，人与人之间的互动过程是一种利益或情感的交换过程，信任会影响社会交换过程（冯必扬，2011）。同时，Anderson和Narus（1990）将沟通定义为企业间正式地或非正式地及时分享有意义的信息，提出沟通是显著影响信任的主要因素。

本书所有研究内容均围绕医疗服务沟通对就医行为意向的影响展开。在医疗服务中，沟通过程涉及的医疗消费者感知特征、医疗服务者的沟通方式、内容和氛围的差异等因素均会在实际情况中影响医疗消费者所做的决策。本研究基于医疗消费者视角，以社会交换理论为基础，遵循“刺激—反应—行为”的研究范式，分别以医疗沟通氛围服务公平和服务人员不同沟通风格为外部刺激变量，以感知正直信念、感知善意信念、感知能力信念和信任意向为心理反应变量，以就医满意度和行为意向为反应变量，构建医疗服务沟通对医疗消费者就医行为影响的概念模型，并比较不同医院类型模型路径差异。研究主要包括以下四个方面。

研究一，综合目前就医现象呈“倒金字塔”结构的情形，本研究以三甲医院和社区医院为研究对象，以医疗消费者特征为控制变量，探讨医疗消费者主观感知的信任信念对其就医行为选择的影响，分析改善医疗服务的可及性，了解影响医疗消费者对三甲医院和社区医疗服务机构的就医行为选择因素。根据研究结论，提出帮助说服医疗消费者理性选择就医医院的建议，协助他们自行分流，合理选择就医医院，缓解大的医疗服务机构医护人员压力，使得医疗资源得到充分的利用，医疗消费者得到最大限度的便利和满意。

研究二，本研究遵循“刺激—反应—行为”的研究范式，以服务公平理论、社会比较理论和社会交换理论为基础，探讨医疗消费者对医疗服务沟通氛围感知到的公平与就医行为意向之间的作用机制，以及信任在其中的中介作用。本研究对象为公立医院。人们一般不只关心公立医院的治疗效果，同时十分注重公立医院的服务公平，公立医院应是让所有人都享有一种相对公平的医疗服务，“公立医院的‘公’字和公益性，使得人们对它的公平感知更加关注，对其公平性的追求更高”（王辉和詹志方，2015）。人们普遍存在“不患寡而患不均”心理，表明人们在接受服务的同时常常将自身的情况与他人进行比较，还会衡量自身的付出与回报的比例。研究结果表明，过程公平、交互公平、结果公平和信息公平对医疗消费者就医的行为意向都具有显著正向影响；感知正直信念和信任意向在过程公平、交互公平和信息公平与就医行为意向之间的链式中介作用显著，在结果公平和行为意向之间的链式中介作用不显著；感知善意信念和信任意向在过程公平、交互公平、结果公平和信息公平与行为意向之间的链式中介作用显著；感知能力信念和信任意向在交互公平、结果公平和信息公平与行为意向之间的链式中介作用显著，在过程公平与行为意向之间的链式中介作用不显著。

研究三，本研究在医疗服务背景下，遵循“刺激—反应—行为”的研究范式，以社会支持理论和社会交换理论为基础，探讨医疗服务环境中服务人员沟通风格如何影响医疗消费者对于医疗服务人员的信任等心理活动，继而影响医疗消费者满意度的理论模型。在医疗服务环境下探讨服务人员的沟通风格对医疗消费者的服务满意度的影响，以及信任在这个过程中的作用机制。基于信任的视角，从社会交换理论的角度，在对武汉地区医院调研的基础上，对理论模型进行实证研究。医疗消费者在就诊过程中与服务人员的沟通互动，已成为学者和行业探讨和亟须改善的问题，同时这也是提升医疗消费者满意度和改善服务的重要推动力。但是，因为沟通方式的差异，同样可能导致无效沟通。有学者对服务人员的沟通与服务满意度之间的关系进行了研究，研究结果表明，服务人员交互导向型沟通和任务导向型沟通对顾客满意度有显著影响，自我导向型沟通对顾客满意度没有显著影响；信任信念和信任意向分别在交互导向型沟通和任务导向型沟通与顾客满意度之间的链式中介作用显著，即交互导向型沟通和任务导向型沟通会通过影响感知正直信念、感知善意信念和感知能力信念，进一步影响顾客对服务人员的信任意向，从而影响顾客满意度。

研究四，鉴于选择三甲医院和社区医院的医疗消费者对信任信念感知存在差异，三甲医院和社区医院的医疗服务沟通对就医决策的影响作用机制可能存在差异。基于研究二和研究三的内容，以医院类型为调节变量，探讨医疗沟通过程中服务公平对就医行为意向的作用机制和服务人员的沟通风格对就医满意度的作用机制在三甲医院和社区医院之间的差异。研究结果表明，三甲医院和社区医院在医疗沟通中的服务公平对就医行为意愿的影响过程中的部分路径存在差异。首先，过程公平对感知善意信念的影响路径系数和交互公平对感知能力信念的影响路径系数具有显著差异，相较于三甲医院，社区医院的过程公平对感知善意信念的影响较大，交互公平对感知能力信念的影响较大。其次，三甲医院和社区医院在服务人员的沟通风格对就医满意度的影响过程中的部分路径存在差异，交互导向型沟通对感知正直信念、感知善意信念和感知能力信念的影响较大，任务导向型沟通对感知正直信念的影响较小，感知正直信念对信任意向的影响较大，感知能力信念对信任意向的影响较小，信任意向对就医满意度的影响较小。

1.5 研究技术路线

本书以医疗服务为研究对象，基于医疗消费者视角，以社会交换理论为基础，遵循“刺激—反应—行为”的范式进行研究，了解医疗服务沟通如何通过改善医疗消费者信任，进而影响其就医行为意愿。首先，基于社会交换理论，探讨在排除医疗消费者特征的异质性对就医行为的影响后，信任是如何影响医疗消费者选择三甲医院或社区医院的。其次，结合社会比较理论和公平理论，了解在医疗服务过程中，以信任为中介变量，医疗消费者对与医生之间的沟通过程所感知的服务公平对于其就医行为意愿的影响，以及结合社会支持理论，以信任为中介变量，了解医生的不同沟通风格对于医疗消费者就医满意度的影响和如何通过沟通构建有效信息支持和情感支持，避免无效支持。最后，针对“倒金字塔”就医现象，分别分析在三甲医院和社区医院中，医疗消费者基于医生之间的沟通所感知的服务公平和医生的不同沟通风格对于就医行为影响的差异。根据本书的研究内容和研究方法，提出本书的技术路线（见图1-1）。

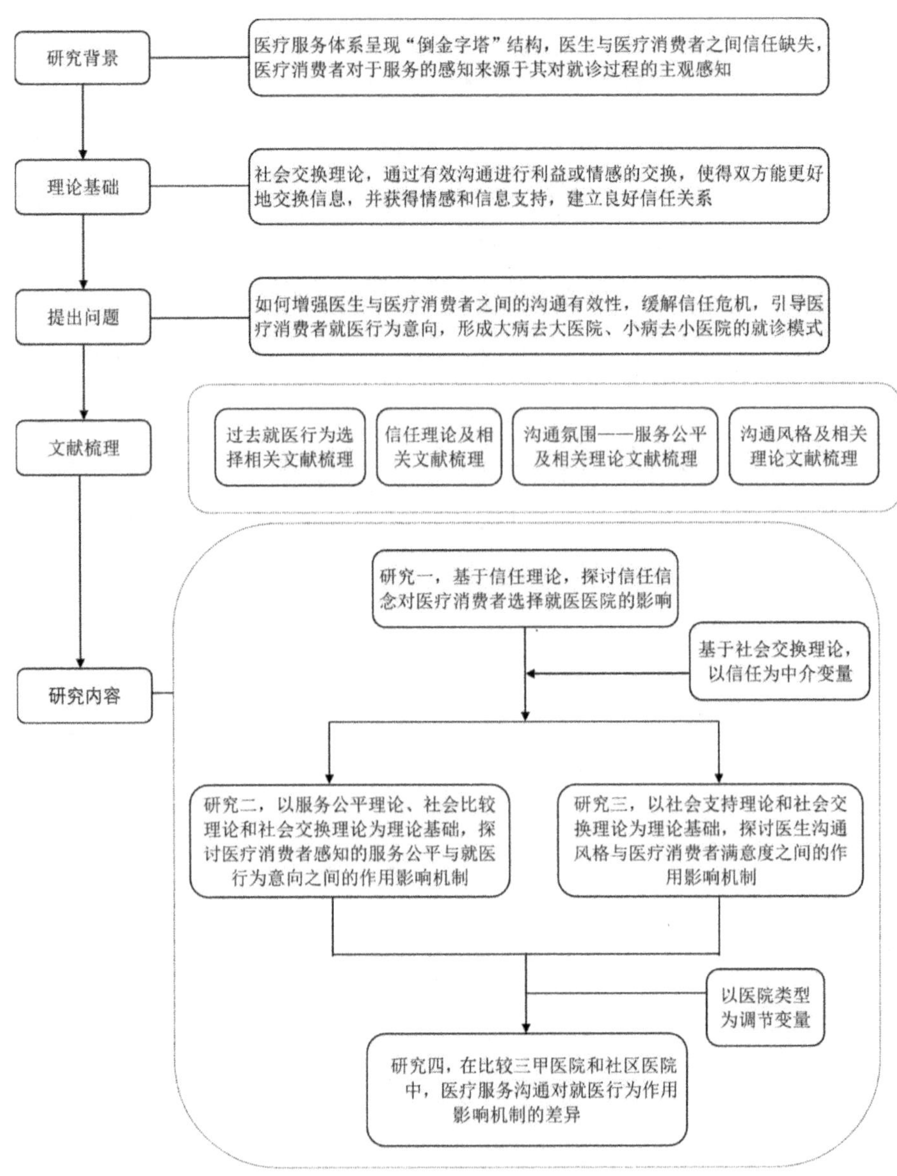
研究背景
医疗服务体系呈现“倒金字塔”结构，医生与医疗消费者之间信任缺失，医疗消费者对于服务的感知来源于其对就诊过程的主观感知
理论基础
社会交换理论，通过有效沟通进行利益或情感的交换，使得双方能更好地交换信息，并获得情感和信息支持，建立良好信任关系
提出问题
如何增强医生与医疗消费者之间的沟通有效性，缓解信任危机，引导医疗消费者就医行为意向，形成大病去大医院、小病去小医院的就诊模式
文献梳理
过去就医行为选择相关文献梳理
信任理论及相关文献梳理
沟通氛围——服务公平及相关理论文献梳理
沟通风格及相关理论文献梳理
研究内容
研究一，基于信任理论，探讨信任信念对医疗消费者选择就医医院的影响
基于社会交换理论，以信任为中介变量
研究二，以服务公平理论、社会比较理论和社会交换理论为理论基础，探讨医疗消费者感知的服务公平与就医行为意向之间的作用影响机制
研究三，以社会支持理论和社会交换理论为理论基础，探讨医生沟通风格与医疗消费者满意度之间的作用影响机制
以医院类型为调节变量
研究四，在比较三甲医院和社区医院中，医疗服务沟通对就医行为作用影响机制的差异

图1-1　本书的技术路线

1.6 研究结构安排

本书主要围绕医疗服务沟通对医疗消费者就医行为意向影响展开研究，同时考虑到个体之间的差异，以及周围医疗服务环境的差异，研究如何增强沟通的有效性。本书共分为7章，具体研究内容安排如下。

第1章：绪论。本章提出了研究医疗服务行为选择模型的现实和理论背景，引出并具体分析了本书的研究目的及意义。然后对本书整个研究框架及各章内容进行详细说明，作出研究技术路线图。

第2章：文献综述。本章系统回顾了研究中所涉及的概念、方法的相关文献。首先，本章对过去与医疗服务的就医行为选择相关的研究进行梳理。其次，基于社会交换理论，对研究中与重要的中介变量信任相关的文献进行梳理。最后，对与医疗服务中沟通相关的文献进行梳理，包括基于社会比较理论和公平理论与医疗消费者对于沟通氛围的感知服务公平相关的文献，以及基于社会支持理论与医疗消费者对于不同风格导向的沟通感知相关的文献。

第3章：信任对医疗服务机构选择行为的影响。本章以信任理论为基础，运用二元logistics回归模型、分层回归，以医疗消费者自身特征为控制变量，排除其他因素对就医行为选择的影响，探讨医疗消费者对医生的能力信任信念、善意信任信念及正直信任信念的感知在医疗消费者就医行为决策中的作用，了解信任信念如何影响医疗消费者选择就医医院的行为。

第4章：医疗服务沟通氛围——服务公平对就医行为意向的影响。本章在理论回顾基础上，通过对武汉地区医院的门诊候诊人群的调研并进行数据收集，遵循“刺激—反应—行为”的研究范式，以服务公平理论、社会比较理论和社会交换理论为理论基础，探讨在医疗沟通过程中医疗消费者感知的服务公平对就医行为意向的影响作用机制，以及信任意向和信任信念在其中的链式中介作用，以期可以更细致地了解信任在服务公平和行为意向中的关系。

第5章：医疗服务沟通风格对就医满意度的影响。本章在医疗服务背景下，通过对武汉地区医院的门诊候诊人群调研并进行数据收集，遵循“刺激—反应—行为”的研究范式，以社会支持理论和社会交换理论为理论基础，探讨医生沟通风格与医疗消费者满意度之间作用影响机制，以及信任意向和信任信念在这个作用影响机制中的链式中介作用，以期了解哪种风格的沟通才能达成有效沟通，从而构建医疗消费者的满意度影响因子。

第6章：三甲医院和社区医院的医疗服务沟通对就医行为影响的差异。本章基于第4章和第5章的研究内容，分别在第4章和第5章的研究内容中加入医院类型这一调节变量，比较在三甲医院和社区医疗服务机构中，服务沟通风格对就医行为意愿影响作用机制的差异。

第7章：结论与展望。本章主要根据第3章至第7章的模型检验及分析得出概念模型的结论，对全书进行总结，并为医疗服务业如何引导医疗消费者自行合理选择就医机构提出有效的对策和建议，最后指出研究不足与未来改进方向。

第 2 章　文献综述

2.1 就医行为选择的相关研究

2.1.1 医疗服务定义及其特征

1960年，美国市场营销学会将服务定义为：用于出售或同商品连在一起进行出售的活动、利益或满足感。这个定义未将有形产品和无形服务进行区分。2000年，国际标准化组织对服务作出了比较权威的定义，认为服务是为了满足顾客的需要，由供应方与顾客接触的活动和供应方内部活动共同产生的结果。所有这些对于服务的描述，都体现出服务是一系列的互动过程。

《医院管理辞典》将医疗定义为一项社会实践活动。其有狭义和广义之分：狭义医疗指医疗技术人员运用医学科学技术与人类疾病作斗争的过程；广义医疗指医疗技术人员运用医学科学技术及社会科学知识为防病治病增进人类健康的过程，包括预防、康复、保健、健康咨询。2000年7月，财政部、国家税务总局下发的《关于医疗卫生机构有关税收政策的通知》指出："医疗服务是指医疗服务机构对医疗消费者进行检查、诊断、治疗、康复和提供预防保健、接生、计划生育方面的服务，以及与这些服务有关的提供药品、医用材料器具、救护车、病房住宿和伙食的业务。”①

2.1.2 国内外医疗服务行为选择的影响因素

一直以来，就医行为选择在医学、社会学、经济学、管理学等研究领域都是热门话题。医疗服务机构的选择是一个复杂的决策过程，在过去的研究中，研究对象既有城镇居民、农村居民，还有流动人口；既有门诊医疗消费者，也有住院医疗消费者。本书通过Web of Science和中国知网对“医疗服务”“选择”“就医行为”等进行文献检索发现，自20世纪90年代，国内外有大量研究从人口统计学、社会心理学、经济学等领域，基于不同理论依据和不同数据来源，采用不同类别的逻辑斯蒂回归、多元回归等实证研究分析方法，探讨个体对医疗服务机构选择的影响因素。其中，最常见的影响因素分别为经济、医保制度、距离、费用、年龄、文化程度、收入、技术水平、自感病情、疾病严重程度、服务质量、职业等（魏敏等，2014）。根据医疗机构选择行为影响因素的研究归纳，大致可分为医疗消费者特征、医疗服务机构特征、经济和相关政策等因素。

第一，研究大多从医疗消费者特征的角度出发，探讨医疗消费者特征如何影响医疗消费者就医机构选择行为。医疗消费者特征包括年龄、性别、受教育程度、婚姻状况以及居住地是否在城市等（Pohlmeier et al.，1995；Akin et al.，1995 ；Borah，2006；Qian et al.，2009；魏敏 et al.，2014）。有许多学者从年龄对个体就医行为的影响进行研究，发现儿童和老年人对医疗服务的需求明显高于其他年龄段。如Buczko（1992）很早就提出，年龄偏大的医疗消费者选择距离较近的医院的可

①财政部，国家税务总局.关于医疗卫生机构有关税收政策的通知[EB/OL].(2000-07-10)[2021-12-21]. http://www.cnnsr.com.cn/jtym/fgk/2000/20000710000000 9088.shtml.

能性较大。在性别因素中，在医疗服务利用率上女性的利用率高于男性。在受教育程度因素中，受教育程度越高的医疗消费者会利用更多的医疗服务知识提高自身的健康意识等，从而可以更好地理解医疗服务相关信息（Mwabu et al.，1993）。如王海鹏和孟庆跃（2013）基于2006年和2009年的中国健康和营养调查数据，利用二元Logit回归分析方法，针对慢性病患者构建了模型，结果显示，年龄、学历、职业、收入、医疗保险、户籍、地区和保健服务利用是影响医疗服务利用的主要因素。

第二，医疗服务机构特征对于医疗消费者的选择同样存在显著影响，如医院规模、医疗服务机构的人员素质水平、医疗设备的质量、就诊环境、医疗服务机构的所有权、到达医疗服务机构的距离、时间成本等。其中医疗服务的时间成本包括到达医疗机构过程中所花费的交通时间、等待就诊的时间以及接受治疗的时间，这些时间成本同样会影响个体的就医决策（Garnick et al.，1989；Borah，2006）。如冯桂平（2016）以辽宁省大连市的流动人口群体为研究对象，分析探讨流动人口选择“综合大医院”“社区卫生服务中心”“私人诊所”或“专科医院”的就医行为影响因素。

第三，对医疗机构的选择还会受到医疗消费者对自身疾病的认知和感知程度的影响，如疾病的症状与严重程度、是否慢性病以及个人的心理因素等。如当医疗消费者更加关注医疗服务的质量或声誉，或者他们的健康状况很差时，距离对于医疗机构的影响都会变得不显著，医疗消费者有意愿为了获得更好的治疗而选择较远距离的医院（Qian et al.，2009）。病情严重程度对于就医行为的影响显著，病情严重的个体会更倾向于就医，且病情严重的个体就医费用支出明显高于病情轻微的个体。过去对不同类型疾病的病情感知严重程度的大量相关研究表明，医疗消费者对于病情感知的严重程度会影响其就医行为。如医疗消费者对耳鸣感知的严重性评级与睡眠受到干扰的频率高度相关（Meikle，1984）；

医疗消费者对慢性病威胁严重性的感知越强，对病情进行控制和调整的意愿就越强（Helgeson，1992）。另外，相对于对病情持积极态度的医疗消费者，对病情持负面态度的医疗消费者对于其自身的生活影响越严重，且对病情感知越严重（Murphy et al.，1999）。Petrie 和 Weinman（2006）也印证了这一观点。他们指出，对疾病感知有正面观点的医疗消费者会在就医过程中与医疗服务人员进行良好的沟通，一般会获得较好的诊疗结果；相反地，当医疗消费者对于疾病持有负面的观点时，一般会收到较差的诊疗结果。

第四，经济因素也是影响医疗消费者选择医疗服务机构的重要因素，如家庭收入水平、个体收入水平、医疗服务价格，以及医疗消费者的医疗保险种类等。其中，医疗服务的价格是影响个体就医行为的重要因素（Manning et al.，1987）。门诊病人中低收入群体比高收入群体的价格需求弹性更大（Qian et al.，2009）。医疗消费者个体的收入水平是限制其是否能自由获得所需医疗服务的基本经济约束，收入水平会直接影响个体获得医疗服务的质量和数量，进而影响个体对就医机构的选择（Mwabu et al.，1993；Akin et al.，1995；Borah，2006）。医疗保险的存在可以缓解医疗服务所带来的经济压力，所拥有的医疗保险模式会对医疗服务机构的选择产生影响（Mitchell and Hadley，1997）。就医的医疗机构是否可使用医疗保险以及相应的医疗保险报销比例同样会显著地影响个体的就医行为（Yip et al.，1998；Qian et al.，2009）。如李湘君（2013）基于“中国健康与营养调查”（CHNS）数据，对江苏农村居民就医行为影响因素进行分析，结果显示，农村居民是否拥有“新农合”对就诊机构选择具有显著性影响。

另外，还有部分学者研究医疗服务质量对医疗机构选择的影响。服务质量这类研究最为广泛运用的是 Parasuraman 等（1985）提出的服务质量模型。他们将服务质量定义为消费者实际感知到的服务和对所将要接受服务的期望的比较。在选择医院的过程中，医疗消费者对服务质量的感知占据重要地位。Lim 和 Tang（2000）提出，在竞争激烈的医疗服务环境中，医疗消费者对医疗服务的感知和期望之间存在差异，医疗服务存在改进空间，医院可加强满足医疗消费者在服务质量方面的需求，提升其竞争水平和能力。服务质量包括有形性、可靠性、响应性、确保性、移情性、可获得性和可支付性。刘武等（2011）借助计算机辅助电话调查系统，在沈阳市及其周边农村地区进行调查，结果表明，就医方便性、感知医疗服务质量、医疗保险满意度和就医社会网络会对居民的医疗机构选择行为产生影响。

综上所述，医疗消费者对于就医机构的选择是一个复杂的过程，会受到多方面因素的影响。鉴于本书的调查对象是医疗消费者，且是从医疗消费者主观感知进行调查，因此将性别、年龄、受教育程度、路程时间、病情严重程度、感知收入水平和感知收费价格等可能会影响医疗消费者就医行为选择的因素设定为控制变量，以期排除这些因素对于医疗消费者就医行为选择的影响。

2.2 信任的研究

人们的需求和欲望都是通过交换关系来得到满足的。交换是指当从他人处获得所需之物时，同时提供某物给他人作为回报的行为。企业通过营销寻找新顾客、创造新交易，向顾客传递产品、服务和观念等，与顾客建立持续发展的交换关系。信任在关系构建中占据重要地位，无论是信任的构建或重建都不容易，尤其是医疗消费者在一生中可能会多次接触到医疗服务，若能通过构建信任与其建立良好的长期有效的亲密关系，则既有利于医疗消费者降低其对医疗服务的感知风险，同时也有利于医疗服务管理人员对医疗机构的管理，减少医疗服务事故，减少对社会和谐发展的负面影响。

2.2.1 信任的界定

信任在许多研究领域中都受到学者的关注，包括经济学、社会学、管理学、组织行为学、消费者行为学、社会心理学等。信任在诸多理论中得到广泛运用，是诸多研究理论的核心变量，如关系营销理论、交易成本理论、社会交换理论、逆向选择等。早在20世纪80年代，就有学者对信任进行研究与定义。Lewis和Weigert（1985）提出信任是一方对另一方行使某种特定行为的期望，这种期望的驱动因素是可信度，即信任是建立在一个认知和情感的基础上，通过认知和情感区别值得信任或不值得信任的未知的人或机构，并根据当时所处环境中值得信任的证据以构成充分的信任理由，进而选择值得信任的。随后，Moorman等（1992）将信任定义为信任委托方对信任被委托方的依赖意愿。信任委托方通常认为被信任的一方是可信的、有能力的，而信任委托方通常处于不确定性和易损性的情景。目前，学者常用的信任定义有：Morgan和Hunt（1994）将信任定义为交换双方中委托方对于另一方的可靠性和正直性等品质以及相关的品质，如一致性、能力、诚实和善意的信赖程度，是一种信念，顾客承诺和顾客信任是关系营销成功的关键中介变量，是促进合作、功能性冲突和整体关系质量的重要中介影响因素；Mayer（1995）等将信任定义为交换双方的委托方受到被委托方行为影响的意愿，行为是委托方对被委托方执行能力的监控，重在强调意愿，表明信任是个体承担风险的意愿；Rousseau等（1998）将信任定义为对于被委托方意图或行为的积极期望，是委托方承担相应风险的意愿，其认为信任包含信任意向和信任信念两个要素，其中信任意向是指信任委托方愿意承担信任被委托方所带来的风险状态，信任信念是指信任委托方对被委托方可信度的判断，在这个定义中，信任与风险是相互依存的；Montague（2010）从医疗消费者的角度，对医生与医疗消费者之间的信任进行界定，提出信任是医疗消费者对医生能力和动机的信心，是医疗消费者认为医生会从医疗消费者的最大利益出发做决策的相信程度；李彬和周战强（2015）提出，信任的本质是一种乐观的信念，是决策者对于他人会给予自己互惠的正向回报的乐观预期，其包含社会信任和特殊信任。

同时，在这些研究的基础上，有学者对于信任的前置影响因素和影响行为的结果等进行研究。如Robinson和Morrison（1995）经研究提出，信任是影响组织公民行为的重要变量，是组织公民行为积极表现的前置因素；Colquitt等（2007）提出，信任常作为承担风险和相关结果的影响因素，如当个体更愿意相信他人时，往往有更好的工作表现、执行更多的公民行为，以及较少行使反作用行为等。杨辉和许岩丽（2010）将信任运用于医生与医疗消费者之间的关系中，提出信任是为了实现卫生服务的医疗和社会功能的目的，是通过社会资本动员起来的一种资源和能力。

综合上述文献，本书对信任定义如下：在医疗服务背景下，信任是医疗消费者将医疗活动委托于医生，并愿意承担医生所提出的任何诊疗方案所可能带来的风险，信任本身就包含了不确定性和风险性。

2.2.2 信任结构的发展

在早期的研究中，信任常常被定义为单维的。20世纪90年代后，学者根据对信任不同视角的理解与研究，对信任提出与前人研究不同的定义，形成了信任多维度的划分与测量。由此，信任变量在不同领域中有不同的定义。大多数学者认为，信任是一个多维度变量，一个复杂的概念，且其研究视角和研究对象也不尽统一。根据学者的现有研究，信任可划分为二维度信任、三维度信任和多维度信任等，其中以二维度信任和三维度信任为主流代表，后来学者大多根据二维度信任和三维度信任并结合相应背景延伸出不同信任维度。根据研究信任的角度及影响因素等，信任被学者进行了多种可能性的维度划分：（1）根据研究对象的视角，区分为委托方和被委托方，如根据研究对象，包括基于个体的信任和基于机构的信任（Bock et al.，2012；Gefen and Pavlou，2012），以及人际关系的信任（Kim and Park，2013）；（2）根据影响信任的因素进行划分；（3）根据信任的研究发展进行划分；（4）根据研究对象所处环境进行划分，如电子商务、零售业等。

在二维度信任研究中，具有代表性的是Johnson-George和Swap（1982）、McAllister（1995）等所广泛运用的情感信任和认知信任构成的二维度信任：情感信任反映的是在情感方面的投资，注重关心和关注的真实表达，注重回报和情绪理解，认知信任则反映的是另一方可靠性、专业性的记录和名誉。还有Luhmann（1979）提出的对个体的信任和对机构的信任构成的二维度信任。Das和Teng（2001）提出，信任和控制与战略联盟风险之间的关系密不可分，信任和控制是风险的两个主要前置影响因素，其将信任划分为善意信任和能力信任两个维度，了解公司信任、控制和风险之间的具体关系有助于降低战略联盟风险，其中善意信任包含了Mayer等（1995）提出的信任三维度中的善意和正直，即对联盟企业的善意、责任、正直和可靠性等因素的感知：（1）正直信念，对于始终如一地坚持原则的期望；（2）善意信念，对于关心和支持动机的期望；（3）能力信念，对于能力和技能的期望。根据信任的定义，情感信任与善意信任相类似，认知信任与正直信任和能力信任相类似，即对于善意信任的预测也可用于对情感信任的预测，对正直信任和能力信任的预测也可运用于对认知信任的预测。

另外，有许多学者根据研究内容将信任划分为三维度结构。在三维度信任研究中，引用最广泛的是Mayer等（1995）提出的，对于被委托方的信任信念的感知，包括正直信任、善意信任和能力信任。还有其他学者根据研究对象和内容将信任划分为不同于Mayer等（1995）研究得出的三维度信任，如Tan和Sutherland（2004）将信任分为倾向信任（针对消费者）、制度信任（针对网络）和人际信任（针对卖家）来帮助个体理解信任，其中提出消费者信任是电子商务成功至关重要的影响因素。此外，许多研究者在信任二维度和三维度的研究基础上，根据具体研究对象和内容，延展出信任的多维度划分方式。如Mcknight和Chervany（2001）在Mayer等（1995）对于信任维度的研究基础上提出信任的四维度结构，即在正直、善意和能力的基础上加入了可预测性，提出可预测性和正直具有相似性，但不同的是正直属于价值负载属性，可预测性不是。又如Gefen和Straub（2004）在电子产品和电子服务的环境背景下，再次验证了信任可划分为正直、善意、能力和可预测性四维度，信任的这些维度会对线上购物意向有显著影响，尤其是善意。还有McKnight和Chervany（2001）将信任划分为信念、意图、信任倾向、信任行为和组织信任五个维度。Kim和Tadisina（2005）将信任划分为技术信任、制度信任、信息信任、产品信任、交易信任、行为信任六个维度等。

根据信任不同划分方式，表明在不同环境下个体对于信任的感知是有差异的。同时，即使在相同环境下，产品或服务的差异也可能影响个体对信任的感知，相应的个体所展现的行为不尽一样，可能存在较大差异。因此，医疗消费者在面对医疗服务环境时，针对医生及相应提供的医疗服务，其对信任的感知可能与其他服务行业存在差异。本书将探讨包含信任意向和信任信念的信任对医疗消费者的感知影响，及其在整个医疗服务沟通过程中的作用机制。

2.2.3 信任的理论基础——社会交换理论

社会交换理论起源于社会学、社会心理学、人类学，运用于大量的组织行为和组织管理等领域研究中（Cropanzano and Mitchell，2005）。社会交换理论基于人与人之间的交互、商业交换等，涉及经济和物品的交易，存在于合同或关系的形式，这些交换通常基于互惠的原则，以自愿和非正式的方式进行（Kong，2014）。物品的交换不仅仅是狭义上的物品交换，同时还包括认可、帮助和社会情感支持的交换（Donnenwerth and Foa，1974）。

社会交换理论对理解人与人之间的关系提供了理论依据，解释了人与人之间相互信任的作用。Blau（1964）提出交换有经济交换和社会交换两种类型，经济交换具有合同性质，并提前确定交换的确切数量；社会交换涉及交换的扩散，包括在未来更多的时间对于义务模糊的指定，社会交换往往会产生关于个人义务、感恩和信任等方面的情感。霍曼斯提出社会交换理论，认为社会中人与人的互动是一种交换过程，受理性支配，趋向于收益最大而成本最小。这与Gouldner（1960）所提出的往复性规范保持一致，即在社会交换中的群体在当下所接收到的某种好处，在未来必定以某种形式偿还。例如，交换的双方，一方付出关怀行为，使另一方感觉受到恩惠，这种行为可能导致受到关怀方对提供关怀方展示正向态度和行为。类似地，当被委托方对委托方提供关怀、有价值的服务时，委托方十分可能对被委托方产生信任。交换行为始于共同兴趣带来的社会吸引，即交换双方可通过交换获取物质和精神两方面收益，包括群体认同、感恩、荣誉等内在收益和金钱、服务、帮助等外在收益，在交换过程中，交换双方在获得收益的同时也必须承担回报义务，交换秉持承诺和互惠原则（尚林，2015）。

在关系营销中，影响医疗服务与医疗消费者之间关系的因素有很多，根据社会交换理论，医疗服务是医生和医疗消费者进行情感和利益交换的总和，信任在构建医疗服务和医疗消费者之间占据重要角色地位，信任感是医疗消费者对于服务人员的积极主观感知，信任医疗服务人员的医疗消费者会回报以积极的行为。Szasz 和 Hollender（1956）将医生与医疗消费者之间关系分为主动—被动型、指导合作型和共同参与型三种。王林等（2014）根据医疗质量和信任将医生与医疗消费者之间的关系分为紧张关系、不善关系、改善关系和和谐关系，基于社会交换理论，医生与医疗消费者之间形成互惠和承诺关系，两者的关系可以在诊疗过程中进行转换，如通过医疗质量的提高从紧张关系转换为不善关系，通过医患之间信任的建立可使紧张关系得以改善，最后通过提高医疗质量，构建信任、和谐关系。

从上述文献看，医生与医疗消费者之间的关系可看作社会交换的过程，医生为医疗消费者提供诊疗服务、付出关怀等的同时，医疗消费者产生对医生的信任，形成就医意愿。

2.2.4 信任所涉及的研究领域

人们往往寻找理解、预测、偶尔尝试控制别人的行为以期减少社会不确定性（Gefen and Straub，2004）。当社会不确定性不能通过规范或规则降低时，人们转而依赖于信任和熟悉，这两者是降低社会复杂性的主要方法（Luhmann，1979）。关于信任的研究对象，包括领导之间（Dirks and Ferrin，2002）、员工之间（McAllister，1995）、团队之间（De Jong and Elfring，2010）、组织之间（Zaheer et al.，1998），以及谈判过程。同时，在许多研究领域信任都有涉及，如电子商务领域、组织行为等。

在电子商务领域，信任反映了消费者对于网上卖家能力、正直和善意的信念（Bock et al.，2012；Gefen and Pavlou，2012），其中能力表示卖家拥有满足顾客需求的相关专业知识技能；正直表示卖家是诚实的，不会欺骗顾客；善意表示相对于自身利益，卖家更加关注顾客能获得的福利。在电子商务和移动商务等领域里，大多数学者认同 Mayer 等（1995）

对于信任的定义。

信任长期被学者和实践人员看作谈判成功的重要影响因素。Kong（2014）提出基于社会交换理论，谈判活动的形成基于信任，而信任又会影响谈判的外在结果和结果满意度，谈判过程中风险和机遇并存、谈判者相互依存、谈判结果的好坏依赖于谈判者。谈判是一个无时无刻不在发生的社会活动，谈判者没有共同利益，但是获得自身利益必须依赖其他谈判方（Thompson et al.，2010）。在谈判中，存在不同目标的利益：对立的利益、一致的利益，大多数情况下是利益的混合。信任则认为是与混合利益背景相关，因为对方动机和潜在行为存在不确定性。

另外，服务失败的不可避免导致了相应服务补救也是诸多学者的关注领域，有许多研究者对信任缺失后的修复过程进行研究。如Dirks等（2009）对信任复过程的理论进行归纳，主要有归因、社会平衡和结构三种。归因和社会平衡主要关注信任违背和信任修复所涉及的个体和人际因素，结构更多关注的是情景因素，如组织和制度等（姚琦等，2012）。

2.2.5 信任在医疗服务中的影响

现如今，在医疗服务中，医患关系紧张，医患相互之间信任缺失。医疗消费者对医生普遍存在预设性不信任（王敏等，2015）。彭泗清于1999年4月16日在“首都高校心理文化节”的讲座中提出，信任的危机主要体现在两个方面：（1）由于事物本身带来的危机，事物本身可信度低，不值得信任；（2）存在不信任的心态，即对事物等的不信任，包括对本来值得信任的也持怀疑态度。同时，彭泗清（1999）还提出，建立和维持信任的机制主要有个人因素与私人关系、法律制度和道德规范，在中国传统社会，信任主要是通过私人关系建立，以人际信任为核心，道德性的社会信任往往也建立在人际信任基础上，法制性的社会信任很少，同时人们对于基本价值观、法规制度的信任都是以对法规制定者和执行者的个人信任为前提。因此，所有的信任都可以理解为是以人际信任为基础，以对个人的信任为前提的。

当市场上出现不法分子或商家，所提供的产品或服务有损消费者利益，则会损害消费者对产品或服务的信心，产生不信任心态，会导致对提供产品或服务的人的不信任，破坏消费者对整个行业信任的感知，同时这种不信任状态必然会波及坚持规范的企业。因此，当“医闹”等医疗服务的负面消息通过媒体传播开时，会影响医疗消费者与医生之间的人际信任，那么无论医生怎么做，医疗消费者都存在不信任的状态，使得医疗消费者与医生之间的关系难以进入良性循环状态。信息不对称会影响信任，信任缺失会导致逆向选择，逆向选择本质就是信任，即使企业品质优良或改过自新，公众依然存在不信任状态（雷宇，2016）。这表明，无论大病小病，当医疗消费者对小医院存在不信任状态时，即使小医院能提供同样的医疗服务技术，如普通感冒发烧等，医疗消费者依然可能选择大医院。

2.3 医疗服务沟通

服务具有无形性、生产与消费同时性、一致性和易逝性等特征。医疗服务是一种以人为基础，依赖医生专业知识、技能的服务，医疗消费者与医生的互动与否是医疗活动能否顺利进行，以及影响医疗服务质量好坏的重要影响因素（官翠玲，2011）。在医疗服务中，医生和医疗消费者的沟通是服务的重要组成部分，沟通发生于两者互动过程中，会影响医疗消费者对整体服务质量的感知。信任是基于医生与医疗消费者之间的沟通内容和沟通氛围形成的，大量的沟通因素会对信任产生影响，如沟通风格、沟通内容、沟通氛围等。

医疗服务是将医疗和服务进行有机融合，由医院或医疗技术人员以实物和非实物形式为医疗消费者提供一种健康服务，满足医疗消费者健康需要的一系列行为（官翠玲，2011）。

综上所述，现代医疗服务的内容和范围日益扩大，不仅仅代表生理上的治疗，同时还有心理活动的诉求满足，从单纯的技术过程扩散到互动过程等。因此，医疗服务过程中医生与医疗消费者的沟通是影响医疗消费者就医行为意愿的主要因素之一。

2.3.1 医疗服务沟通的界定

Wiener（1948）从传播学的视角对交互进行定义，即通过信息内容从信息传播方传递给信息接收方，双方不断进行反馈以调整信息内容和反馈情况，最终达成良好有效的双向沟通。Ha和James（1998）将交互定义为沟通双方对于彼此沟通的需求，相互回应并且乐于促进彼此沟通，其包含娱乐性、连通性、选择性、信息收集和相互交流五个维度。朱东红（2012）把交互定义为一个信息的沟通过程，包含发送和接收信息的信源和信息接收者双方，还涉及传播的信息内容及反馈。医生与医疗消费者的沟通可理解为人们在就医过程中与医生交互的过程，在这过程中，双方基于彼此需求进行信息和情感的反馈交流。

沟通提供了维持人类社会行为所必要的信息，是人类交换信息、建立并维持相互联系的工具（翟成蹊等，2010）。沟通在企业中是合作、竞争、管理的重要影响因素，企业中沟通管理是系统地规划、实施、监控和修订组织内个体间的沟通渠道，包括开发企业沟通策略、设计内部和外部的沟通指令和管理信息流，同时还包括在线沟通（Chin et al., 2008）。所有信息和专业知识熟练和创新的融合是构建跨职能团队的基础，而沟通是团队成员获得共同成功、分享信息的媒介，沟通会影响团队表现。

就医过程是与医护人员交互的过程，在交互过程中医生与医疗消费者之间可以建立良好的人际关系、交换信息以及制定诊疗方案（Ong et al.，1995）。就医过程中，医疗消费者与医生的沟通十分重要，医生对医疗消费者的诊断全都依赖于沟通过程，这使得医生自身的能力素质和沟通内容会影响医疗消费者对于医疗服务的感知，进而会影响医疗消费者决策。同时，医疗消费者对于就诊过程的满意，常常会影响其再就医的行为意向。而随着医疗服务市场的改革，对疾病的医疗理念也发生了变化，重治疗也重预防和康复，医疗消费者的健康意识与主动参与医疗行为的意愿也在逐渐增强，有的医疗消费者越来越不满足于被动地接受医生的建议，进而通过双向沟通等对话方式表达自身意愿，对就医过程中与医生之间的沟通更加注重。医患沟通障碍是引起医患矛盾甚至医疗事故争议的重要原因（李斌等，2009）。沟通是有技巧的，医务人员如果缺乏沟通技巧，有可能导致有效的信息在医患之间的传达无法达到效果，严重的还可能引发医疗纠纷，造成医患沟通障碍（王献蜜等，2014）。因此，增强医患沟通的有效性十分必要和重要。

Hausman（2004）提出，在医疗服务场景中医生与医疗消费者沟通主要有五个方面的特征：（1）医生与医疗消费者往往是一对一的互动；（2）医疗消费者通常只接触某一位医生；（3）医疗消费者会与医生进行亲密的交流和信息交换；（4）在沟通互动过程中，存在许多不确定性；（5）需要医疗消费者配合医生，与医生合作从而获得医疗活动的成功。当医生与医疗消费者之间建立良好互动时，医疗消费者能感知到源于医生的社会支持。人们通过获得他人的社会支持，能感受到关心、需求得到响应，能增强与他人之间的了解，缓解紧张情绪，建立良好关系（Taylor et al.，2004）。在许多互动过程中，服务人员扮演的是顾客朋友的角色，而不仅仅是传统角色里纯粹的服务人员（Heide and Wathne，

2006)。同时，霍桑实验证明，人是社会人，是复杂的社会关系的成员。许多研究表明，相较于专业人员意见或官方消息，源自建立在一定社会关系中的朋友、家人和同事等一些非专业人员的意见往往更重要、更值得相信（Fagerlin et al.，2005）。因此，通过良好有效的沟通，医生与医疗消费者之间建立一定的社会关系，有利于提升医疗消费者的就医感受。

在本章中，医生与医疗消费者之间的沟通定义为医疗服务过程中两者之间的交互或互动，这个交互过程是医疗服务从医生到医疗消费者和信息从医疗消费者反馈给医生的传递过程：医生接收从医疗消费者传递来的相关病情信息，提出诊疗方案，反馈诊疗信息，期间两者不断进行信息和情感交互，是人与人之间的互动，包括双向沟通交流和反馈，同时也是医生与医疗消费者角色的交换。医生与医疗消费者之间的互动，可以促进两者之间建立良好关系。

2.3.2 沟通的理论基础——社会支持理论

因为服务的及时性、服务生产和消费的同时性，服务本质上可以认为是一个服务提供者和生产者交互的过程（卫海英和刘桂瑜，2009）。良好沟通会促进两者建立良好的关系（Cyr et al.，2009），良好的关系会降低顾客对服务的焦虑感，并对服务人员产生信任，增强顾客自信心（刘文华等，2015）。通过服务人员和顾客间的交互，顾客能获得社会支持。社会支持来源于家人、朋友、同事，以及与顾客关系一般的其他人或陌生人，以情绪或物质的方式使人们感受到关心和支持（Wills，1991）。在医生与医疗消费者进行沟通的过程中，医疗消费者在身体上或心理上会感受到源自医生的社会支持，包括源于医生的帮助、回应和照顾等情感支持和交流的信息支持。

社会支持理论提出，人们通过互动能获得情感和信息等社会支持，缓解陌生环境中的压力，可以增强沟通有效性，改善顾客服务满意度

(Taylor et al., 2004)。人们通过源于他人所提供的社会支持，包括生理或心理上的慰藉，可缓解压力（Sarason et al., 1994)。社会支持会满足个体需求，并协助个体解决问题，进而影响相互之间的人际关系。Caplan（1976）提出，社会支持是个体通过与他人的互动而获得的情感、自尊、归属等基本需求的满足程度。Cohen 和 Mckay（1984）提出，社会支持是在友好的人际交往中，个体对自身与他人的人际关系密切程度及质量的认知，良好的人际关系及质量能帮助个体减轻人际交往中的压力和减少负面影响，帮助个体更好地适应各种人际交往的环境。

由此，社会支持是指一个群体或组织中的成员，在身体上或心理上感知到他人帮助、回应和照顾的感受，如在社会化媒体平台上，当用户获得与他人分享的信息时，就会感受到别人的帮助和照顾，也就会更加愿意与别人分享信息，包括购物信息（陈蕾和王瑞梅，2016)。社会支持可认为是个体所获得的物质或精神帮助，是人与人之间的帮助、关心和肯定。研究者通常将社会支持定义为一个复杂的因素，通常会包括情感和功能两方面（Shakespear-Finch and Obst，2011)。社会支持可以分为情感支持和信息支持，情感支持是提供关爱、理解等，信息支持是提供有用的信息，如相关的推荐信息、合理建议、专业知识等（Taylor et al., 2004)。根据社会互惠利他主义理论（Trivers，1971)，社会支持是一个双向过程，在这个过程中，医生和医疗消费者从人际沟通中都能获得沟通的积极效果（Shakespear-Finch and Obst，2011)。

2.3.3 医疗服务沟通氛围——服务公平

在人际沟通中，沟通氛围是重要影响因素。人际的沟通氛围是描述沟通双方之间的信息传递情况，良好的沟通氛围能有效减少沟通障碍，保证信息传递（王仙雅等，2014)。沟通氛围的提出是基于认知心理学的发展，由描述环境刺激与人类行为间动态复杂关系的心理氛围演变至组织氛围，再由组织氛围分化而来（李永周等，2016）。自20世纪90年代以来，学者们逐渐意识到脱离特定情境的组织氛围研究缺乏有效性，转而关注组织中特定行为（如建言、领导、创新等）和特定现象（如公平、服务等），沟通氛围作为组织氛围的子概念应运而生（Schneider，2006）。由此，本书从服务公平的角度研究沟通氛围对医疗消费者的就医行为选择。

（1）公平理论的界定

公平理论起初被学者广泛运用于组织行为学中，组织公平一直是一个非常重要的解释性变量，用于研究员工激励、绩效考核、工作环境、员工与领导之间的关系等。如领导-成员交换理论和身份认同理论都强调员工在建立自我认知的过程中需要不断地与领导进行比较，公平理论传递依赖于人们对公平的主观感知。

公平主要是指付出与报酬的比较，即个体针对自身付出和所获报酬与他人付出和对所获报酬进行比较，主要包括横向比较和纵向比较，横向比较指个体基于自身付出对所获报酬的感知，纵向比较指基于他人同样付出后所获报酬的相对比较，通过比较获得对于自身所获得对待的合理性的主观感知（李亦军，2009）。

第一，横向比较指在组织中个体将包括物质、工作晋升、领导认同等方面的所获报酬与个体包括受教育程度、工作付出的时间和精力等方面的投入的比值与他人的比值作比较：

$$OP/IP = OC/IC \tag{2-1}$$

其中，OP表示个体对自身所获报酬的主观感知；IP表示个体对自身付出投入的主观感知；OC表示个体对他人所获报酬的主观感知；IP表示个体对他人付出投入的主观感知。

上述公式通常情况下不恒为等式，可能存在两种不等式情况：对自身感知的比例小于对他人感知的比例和对自身感知的比例大于对他人感知的比例。无论是哪种不等式情况，都会造成个体的不公平感知，当对自身感知的比例小于对他人感知的比例时，个体可能期望增加自身所获报酬或减少自身付出以维持对于公平的感知；当对自身感知的比例大于对他人感知的比例时，个体可能会自觉多付出以维持对于公平的感知，也可能重新评估自身报酬与付出的比例以维持对于公平的感知。

第二，纵向比较指在个体将包括物质、工作晋升、领导认同等方面的所获报酬与个体包括受教育程度、工作付出的时间和精力等方面的投入的比值跟过去的自己作比较，是指把自己目前投入的努力与目前所获得报偿的比值，同自己过去投入的努力与过去所获报偿的比值进行比较，只有相等时他才认为公平：

$$OP/IP = OH/IH \tag{2-2}$$

其中，OP表示个体对自身所获报酬的主观感知；IP表示个体对自身付出投入的主观感知；OH表示个体对过去所获报酬的主观感知；IH表示个体对过去付出投入的主观感知。

上述公式通常情况下不恒为等式，同样可能存在两种不等式情况：对自身感知的比例小于对过去感知的比例和对自身感知的比例大于对过去感知的比例。无论是哪种不等式情况，都会造成个体的不公平感知，当对自身感知的比例小于对过去感知的比例时，个体可能期望增加目前自身所获报酬或减少自身付出以维持对于公平的感知；当对自身感知的比例大于对过去感知的比例时，个体可能会自觉多付出以维持对于公平的感知，也可能重新评估自身报酬与付出的比例以维持对于公平的感知。

大多数研究调查和实验结果表明，个体对于不公平的感知主要产生于对自身感知的比例小于对过去感知的比例，以及对自身感知的比例小于对他人感知的比例，极少数来源于对自身感知的比例大于对过去感知的比例和对自身感知的比例大于对他人感知的比例（李亦军，2009）。

（2）服务公平理论的发展

最早开始，服务公平理论起源于Adams于1965年所提出的公平理论。在Adams的公平理论中，基于社会交换理论，员工会和具有与自身经历和条件相似的个体进行比较，对其投入和所获得的报酬之间的比例进行比较，进而产生一种主观行为感知，即对公平的感知，这种感知会对员工产生不同程度激励（Adams，1965）。在Adams（1965）提出的公平理论中，其主要是指报酬数量分配的公平感，偏重分配的结果，即分配公平，这是公平感的第一个维度。随后，有研究者在分配公平的基础上加入了程序公平。

之后，在20世纪70年代末，研究者将公平理论引入市场营销领域，研究对象为大学周围商店的消费群体，讨论交易过程中价格和服务的公平，提出消费者通过将所获得报酬和投入比与其他消费者比较获得感知公平，继而产生满足感（Huppertz et al.，1978）。Bies和Moag（1986）通过探讨人际互动方式与公平感之间关系，在之前分配公平和程序公平的二维度公平基础上，加入了交互公平，将其定义为所受到的人际对待的公平感知，人际互动公平强调诚实、尊重以及公正作为人际交流中的公平标准的重要性，主要体现在个体情感方面，如服务人员的待客礼貌耐心、对消费者的关怀、不欺骗消费者、关心消费者利益等方面，判断个体自身所感知到的人际互动的公平性。服务公平概念是由Clemmer（1988）提出，他在组织公平基础上将服务公平定义为包含结果公平（数量、优质和成本等）、程序公平（反应速度、等待时间和服务效率等）和交互（公平友好性、诚实性、礼貌等）三维度结构，对医院、快餐店和银行等企业与顾客之间关系进行研究，讨论顾客抱怨的决策过程，及其对信任质量的影响，其中对于顾客抱怨处理的预期公平是顾客抱怨意向的主要影响因素。

服务公平最终形成比较稳定的四维度结构，包括过程公平、结果公平、交互公平和信息公平。研究者根据逻辑和影响的差异，从交互公平中分离出信息公平，将交互公平看作由交互公平和信息公平两个维度组成，交互公平反映的是个体所感知到执行程序或决定结果时是否有礼貌、是否考虑到对方的尊严和尊重对方等；信息公平则指个体对于是否获得充分的和应有信息以及解释的主观感知（Greenberg，1993）。Colquitt等（2012）将组织公平分为程序公平、分配公平、人际公平和信息公平，以公平的四维度结构为框架编制测量量表对其结构有效性进行验证，研究分析的结果发现四维度结构与数据的拟合度最好。随后，大多数研究者都采用四维度公平结构。

综合上述文献，对医疗服务氛围感知的服务公平进行界定。本书医疗消费者对于医疗服务氛围的感知公平，主要包括对于整个就医体制、服务过程、服务态度和诊疗结果等方面公平的感知。本书将在医疗服务沟通中引入服务公平四维度研究：过程公平也可称为程序公平，是指医疗消费者在就诊过程中与其他医疗消费者所经历的流程一致；结果公平也可称为分配公平，是医疗消费者在进行就诊过程中，对于诊疗结果公平的感知；交互公平也可称为互动公平，注重医疗消费者在与医生的人际交流沟通过程中对诚实、尊重及公正的感知；信息公平是指医疗消费者在诊疗过程中对于医生所提供的医疗服务相关信息和知识的程度的感知。

（3）服务公平相关领域研究

在组织行为学中，公平理论主要运用于员工与员工、员工与领导之间的关系。在McFarlin和Sweeney（1992）的研究中，将组织公平定义为程序公平和分配公平两个维度，认为程序公平主要影响以组织为参照的被解释变量，分配公平主要影响以个人为参照的被解释变量，研究探讨了服务公平与组织承诺和薪酬满意度之间的关系。李超平和时勘（2003）将组织公平定义为两个维度：分配公平和程序公平，对组织公平与工作倦怠之间的关系进行探讨，其中分配公平在工作倦怠中对情绪衰竭维度的影响更强，程序公平对工作倦怠中玩世不恭的影响更强，表明了组织公平两维度的可行性。周浩等（2005）将组织公平分为分配公平、程序公平和互动公平三个维度，探讨了奖学金评比中组织公平对大学生学习投入、班级荣誉感、班级归属感和与辅导员的关系的影响，结果表明，组织公平三个维度与效果变量之间存在清晰的对应影响关系为：程序公平对班级荣誉感和班级归属感有显著影响，互动公平对与辅导员关系有显著影响，分配公平对学习投入有显著影响。

关于公平理论的研究常常伴随着员工的态度和行为。分配公平用于反映对结果的感知公平（Leventhal，1980）；程序公平用于反映决策过程感知到的公平（Leventhal，1980）；互动公平用于反映在过程中所感知到的公平人际对待（Greenberg，1993）。在组织科学中，程序公平是当局者在重要决策时对员工的投入，在整个投入过程中组织关心和道德伦理方面对员工是一致的、精确的、无偏的、可矫正的，以及具有代表性的（Leventhal，1980）。在组织公平与组织公民行为之间存在正相关关系。组织公民行为是不受角色限制、可以自由决定的行为（吕艾芹等，2012）。张小林和戚振江（2001）提出，依据公平理论，不公平会使得个体产生紧张感，进而采取措施消除紧张感，当员工对于组织感知到不公平时，其组织公民行为发生的频率会降低；相反，当员工感知到组织公平时，会持续展现组织公民行为以回报组织，以期保持公平感；当组织员工之间存在较多冲突，或组织成员之间信任存在缺失时，冲突和信任缺失都有可能带来负面认知和情绪，进而会影响员工对于公平的横向比较，即对于自身和他人的报酬付出比值的比较，会对组织公平产生负面影响（吕艾芹等，2012）。

最先提出服务公平概念的是Clemmer（1988），他探讨服务公平与服务失败补救之间的关系，随后服务公平引起多数研究者的密切关注。服务公平在诸多领域都得到研究者的密切关注，鉴于服务的不断重复性，服务失误在所难免，服务公平常被研究者运用于服务补救中，如旅行社服务、酒店服务、餐饮服务、零售服务等。在服务行业中，公平理论也是研究者的关注热点，包括快餐店、高级餐馆、医院和银行等服务性企业。Oliver和Swan（1989）将不一致理论和服务公平理论整合到顾客满意模型中，说明顾客感知的服务公平对其满意程度会产生正向影响，提出可通过服务公平对顾客是否满意进行归因，顾客对于服务公平的感知可作为客户评价、回购倾向等行为的依据。Clemmer 和 Schneider（1993）以快餐店、高级餐馆、医院和银行为研究对象，探讨服务公平对服务补救的影响。詹志方和甘碧群（2006）将服务公平引用到旅行社服务中的研究发现旅行社服务公平包括结果公平、程序公平、人际公平和信息公平四个维度，且服务公平对旅行社与顾客之间的关系质量有显著预测作用。Namkung等（2009）以餐馆服务行业为背景，在过程公平、交互公平和结果公平的三维度服务公平结构中加入了价格公平。安贺新（2012）研究在酒店服务行业服务公平维度，以及服务公平对顾客体验、顾客忠诚和顾客满意之间关系，研究结果表明，酒店服务行业服务公平包含程序公平、结果公平、人际公平和信息公平四个相互独立的维度，程序公平和人际公平对顾客体验有直接正向影响，结果公平和信息公平对顾客满意有直接显著正向影响，程序公平和人际公平对顾客满意有间接显著正向影响，结果公平、程序公平、人际公平和信息公平对顾客忠诚有间接显著正向影响。王辉和詹志方（2015）对公立医院服务公平感的结构维度进行探讨，提出个体在接受公共资源时会对其相应的自身特殊地位和权利感知，当感知其权利未受到尊重时，会表现出位势不公平，可能产生过激行为，如暴力伤医等。其研究在服务公平四维度基础上加入位势公平，结果表明，公立医院服务公平包括五个维度：结果公平、程序公平、人际公平、信息公平和位势公平。

在过去的研究中，有许多学者研究服务公平对情绪的影响：服务公平对于情绪感知存在显著影响，消费者在感知到公平的情况下会产生积极情绪，在感知不公平时会产生负面情绪。由于服务具有无形性，消费者在决策过程中会考虑存在的风险，服务失败可能会让消费者感知服务不公平，从而引发不满情绪（Seiders and Berry，1998）。Gerold和Scherer（1998）采用大规模心理实验法且收集了2921份调研数据进行研究。研究发现，当顾客对于服务感知到不公平时，会产生负面情绪，如生气、害怕、内疚、厌恶等等，且负面情绪持续时间较长。情绪在服务失败补救过程中占据重要角色，消费者对于服务失败的情感反应会显著影响服务补救措施和满意度（Smith and Bolton，2002）。Schoefer 和 Ennew（2005）探讨了抱怨处理的情感反应过程，对服务补救过程中消费者情绪与服务公平之间的关系进行探讨。研究结果表明，感知公平能产生情感反应，消费者情绪与程序公平、互动公平和结果公平都存在显著相关性，在进行服务补救过程中，消费者若感知到不公平会引发负面情绪，相应地感知到公平时会引发正面情绪。当顾客感知交易价值损失时，会让顾客产生后悔情绪，进一步出现抱怨，而感知交易价值损失不直接影响抱怨情绪。粟路军和黄福才（2011）以乡村旅游为研究对象，对服务公平与顾客情绪和顾客忠诚度的影响进行研究。研究结果表明，服务公平会显著影响消费者情绪，服务不公平会导致负面消费情绪。消费者对于过程公平、结果公平和交互公平的感知会显著影响消费者的情感、忠诚和企业口碑（Choi，2014）。

2.3.4 医疗服务沟通风格

（1）医疗服务沟通风格的界定

Sheth（1976）提出三种沟通风格，它们的区别在于互动双方所采用的互动的方式和习惯，即交互导向型沟通、任务导向型沟通和自我导向型沟通，通过沟通风格反映出对于互动过程的个人主义偏好和规范性期望。其中，交互导向型沟通属于交互个性化和社会化的重要部分，个体常常会忽略掉手头的任务，重视建立与他人的关系；任务导向型沟通属于目标或目的性明显，以最少成本包括最小化努力和最少时间提高效率，在这种风格中，个体不能容忍不是面向任务或效率低下的活动；自我导向型沟通反映个体只专注于自己，更关心自己的福利，对于他人的同情心较少，较难接受他人的意见。之后，有许多学者提出以顾客为导向的互动行为。如Franke和Park（2006）将顾客为导向定义为一系列对顾客兴趣、需求、长期的顾客满意的行为。Homburg等（2011）基于角色理论，将以顾客为导向的互动分为功能导向型互动和关系导向型互动，功能导向型互动为一系列与任务相关的行为，关系导向型互动为一系列与顾客构建关系的行为，类似于Sheth（1976）研究中的交互导向型沟通和任务导向型沟通。

综上所述，本书对沟通风格进行了界定：注重以交互为导向的医疗服务沟通过程中，个性化和社会化是沟通的重要部分，医生常常会忽略掉手头的任务，重视与医疗消费者建立私人关系，且当医生与医疗消费者之间的亲密关系建立或加深后，医生可能更愿意告知医疗消费者相关诊疗信息，为此提供更加个性化的服务，而医疗消费者更愿意相信医生会以其利益为出发点；注重以任务为导向的医疗服务沟通过程中，医生会倾向于按照流程为医疗消费者提供服务，注重手段和策略的规范性，比较注重手头的任务、目标明确、注重效率，其次才是注重建立与医疗消费者的关系；注重以自我为导向的医疗服务沟通过程中，医生更注重其自身利益，对于交易过程中的医疗消费者给予较少关注，较少听取医疗消费者需求，比较疏远医疗消费者，医生可能会为了获取自身的经济利益而夸大医疗消费者需求，如利用自身优势使得医疗消费者消费过多医疗服务和药品，小病大治等。

（2）沟通风格相关领域研究

根据上述对沟通风格界定的文献回顾，可将沟通风格大致分为两类：以顾客为导向和以自我为导向，以顾客为导向包括以交互为导向和以任务为导向，其中以自我为导向的沟通风格研究较少。以顾客为导向的沟通风格在近30年受到学者的关注，学者通常以两种方式对其下定义：一是将其定义为一种员工行为，目的是提高顾客满意度；二是将其定义为一种心理变量，如思维定式、态度、个体差异、表面特征等，激励员工满足顾客需求（Zablah et al.，2012）。目前，在提供服务的过程中，服务人员注重与顾客建立长期稳定关系，服务人员通常扮演朋友的角色，尤其是注重以顾客为导向的服务人员（Heide and Wathne，2006）。在某些情况下，服务人员建立与消费者之间的关系，试图将个人关系工具化，以期可以简单完成一项交易（Grayson，2007）。例如，在购买复杂产品时，消费者可以感知关系行为，如扩展非正式沟通，可分散消费者对产品复杂问题的注意力（Homburg et al.，2011）。

在过去的研究中，对于服务人员沟通风格的研究大多集中于零售业等服务行业绩效和消费者满意度等方面，探讨沟通风格与销售业绩、感知关系利益、消费者满意度等变量之间的关系。大量研究证明，以顾客为导向的沟通会积极影响员工绩效、组织承诺、消费者满意度、消费者信任、忠诚度等（Homburg et al.，2011），而以自我为导向的沟通通常会对满意度、体验价值等产生负面影响（孙乃娟和李辉，2011；郭国庆和孙乃娟，2012）。服务人员与消费者的沟通是服务质量的一个重要维度，会影响消费者的满意度，消费者感知到的交互导向沟通和任务导向沟通对满意度有显著正向影响，而自我导向沟通对满意度有显著负向影响（孙乃娟和李辉，2011）。郭国庆和孙乃娟（2012）以零售业为研究对象，提出交互导向型和任务导向型对消费者体验价值具有显著正向影响，而自我导向型对消费者体验价值具有显著负向影响。基于服务人员沟通内容和方式的差异，服务人员每次与消费者之间的沟通既有可能增强二者之间的关系，进而促进消费者的满意度和行为意向等，也有可能弱化二者之间的关系，破坏二者之间的和谐关系（刘文华等，2015）。

社会支持理论提出，获得社会支持越多的个体，其幸福感越强，越容易满足。有效的社会支持可以避免疾病、使人更快地康复（Roy et al.，1998）；无效的社会支持（如低估和小看问题、把困境归咎于受压力者和仅仅是努力帮助）对于面临压力的个体是没有帮助的，还会适得其反（Ingram et al.，2001）。对比有效和无效的社会支持，其区别在于沟通的内容和方式，沟通是买方和卖方对于沟通内容和方式的兼容性（Sheth，1976）。由于个体差异造成服务多样性，互动可能造成良性循环也可能出现恶性循环，导致有效或无效的社会支持。在竞争环境中，顾客与服务人员有效地互动十分重要（刘文华等，2015）。因此，在医疗服务背景下，分析研究不同沟通风格服务人员提供社会支持是积极的还是消极的，对顾客满意度产生的正负影响是有必要的。

第3章 信任对医疗服务机构选择行为的影响

3.1 问题提出

目前，人们在身体心理健康出现问题选择就医医院时，大多会选择大型医疗服务机构。总体上，人们对自身健康的关注越来越多，在健康出现问题后去医院就医的次数逐年递增。近十年，在门诊医疗服务中，社区卫生服务中心（站）的就诊人次数仅占医疗卫生机构总就诊人次数的很小一部分：2011年，去社区卫生服务（站）就医人次数（社区卫生服务就医人次数为社区卫生服务中心和社区卫生服务站的就诊人次数之和）占医疗卫生机构门诊就诊总人次数的8.72%，到2015年占总人次数的9.18%，到2020年占总人次数的9.75%，数据显示所占比例虽然逐年递增，但仍只占很小一部分（见表3-1）。而在医疗服务机构的实际功能中，社区卫生机构可提供医疗（常见病、多发病的诊治、危重病人的现场救治及转诊，家庭病床及相关的各项服务），预防（传染病防治、儿童计划免疫、慢性病防治和监控等），保健（儿童保健、妇女保健、老年人保健、残疾人保健），康复（接纳上级医院转回的康复期病人，侧重于慢性病、术后病人及残疾病人康复指导和管理），健康教育（制订健康教育计划，配合社区卫生服务中心开展健康教育等服务）等医疗服务功能，能满足人们基本常见病的就医需求。社区卫生机构可通过具体方法增加去社区门诊部门就医人次数，从而更好地满足医疗消费者和政府行政机构的需求。

表3-1 2011—2020年医院服务和社区卫生服务诊疗人次

（单位：亿人次）

年份	医疗卫生机构门诊诊疗人次数	社区卫生服务中心诊疗人次数	社区卫生服务站诊疗人次数
2020	77.41	6.21	1.34
2019	87.20	6.91	1.68
2018	83.08	6.39	1.60
2017	81.83	6.07	1.60
2016	79.32	5.63	1.56
2015	76.93	5.59	1.47
2014	76.02	5.36	1.49
2013	73.14	5.08	1.49
2012	68.88	4.55	1.44
2011	62.71	4.10	1.37

注：数据来源于《中国卫生和计划生育统计年鉴2012-2017》和《中国卫生健康统计年鉴2018-2021》。

导致大医院人满为患、小医院就诊人少这样的医疗服务的“倒金字塔”结构现象，其原因主要包括两个方面：首先，医疗消费者可自由选择医疗服务机构和医疗服务人员，目前分级诊疗系统只在部分地区试行，并未全面强制实施开来，医疗消费者首诊不需要先到基层医疗服务机构、再往上级转诊；其次，相较于小医院，个体更加信任大医院，尤其是大医院的能力和医疗技术水平。可见，医疗消费者信任哪家医院就会选择在哪家医院就医。彭泗清（1999）提出，在中国传统社会，信任主要是通过私人关系建立，以人际信任为核心，道德性的社会信任往往也建立于人际信任基础上，法制性的社会信任很少，并且人们对于基本价值观、道德规范和法规制度的信任都是以对基本价值观、道德规范与法规的制定者和执行者的个人信任为前提。因此，对医院的信任是以对医疗服务执行者的信任为前提，亦可理解为对医院医生的信任。

现如今，医疗消费者大多相信大医院，其主要原因是信任大医院的医生能力和医疗技术水平。同时也存在被医疗消费者充分信任的小医院的医生。例如，当有家人或朋友是小医院的医生时，那么相较于大医院医生，医疗消费者显然更信任自己的医生家人或朋友。医生是医疗服务的提供方，是医疗服务的决定者，医疗服务在信息不对称的情况下，医疗消费者容易失去对医生的信任，无论医生怎么做，医疗消费者都存在信任缺失。目前，医疗服务中常出现医疗消费者对医生的不信任，导致出现一系列的服务失败等。同时，医生为了保护自身利益，也会让医疗消费者进行相应的全套检查，以期在出现失败案例时有事实依据为自己辩护。在信息不对称的情况下，医生所提出的全套检查，容易让医疗消费者断定为过度医疗。我国医患关系日益紧张，医患之间矛盾不断升级，医患纠纷发生频率上升、对抗形式多样、处理难度加大、社会影响恶劣等，究其根源是体制机制缺陷、医患信任下降、双方沟通不当及媒体炒作误导等，导致了本来在社会地位、资源占有、利益分配和思想观念等方面差异较大的医方和患方之间的严重失和（覃国慈，2014）。因此，信任常常会影响医疗消费者与医生之间的关系，进而影响其对医疗服务的满意程度与未来的再就医行为意向，故了解医疗消费者对医生的信任对就医行为选择影响十分重要。

同时，医疗消费者的就医行为选择是一个复杂的过程，在这过程中可能涉及诸多因素。在过去的研究中，有许多学者研究影响医疗消费者选择就医机构的因素，得出影响因素主要包括医疗消费者特征和医疗服务机构特征两个方面。医疗消费者的特征，包括性别、年龄、种族、医疗费用支付能力、医疗费用支付来源等，这些都会对医疗机构的选择产生显著影响（Exworthy and Peckham，2006；冯桂平等，2016）。在诸多研究中，医疗服务机构特征同样会对医疗机构的选择产生显著影响，包括医疗机构的所有权即公立或私立、医院规模、医院服务类型、医师数量、医疗服务的便利性和可得性、合格情况、地理位置、绩效和荣誉、到达医院所需花费的时间和成本等（Adam and Wright，1991；Borah，2006；刘武等，2011）。另外，医疗机构的选择，还会受到医疗消费者的收入情况、对自身疾病的认知和感知程度，以及所拥有的医疗保险模式的影响（臧文斌等，2013）。

综上所述，针对目前就医现象呈“倒金字塔”结构，如何缓解这种结构现象，改善医疗服务的可及性，减少专家资源运用的不必要性，使得医疗消费者的需求可通过基本医疗服务机构获得满足，这些问题对于了解影响医疗消费者的就医行为选择十分重要。

3.2 理论和假设

人们的行为选择是一个复杂的过程，由于医疗服务存在显著信息不对称性和较高道德风险，信息不对称使得医疗消费者对就诊过程的判断依赖于主观感知，通过主观感知产生对医疗服务提供方的信任，继而承担相应的风险。另外，在过去的研究中，关于就医行为选择的研究对象主要是医疗服务机构特征和医疗消费者特征。因此，在选择影响就医行为的因素时，基于被调研者是门诊候诊的医疗消费者，本书对医疗消费者对于医疗服务提供方产生的主观感知信任进行研究，同时根据过去的文献对医疗消费者特征进行研究，以医院类型为因变量，具体选择如下变量作为自变量。

3.2.1 信任理论和假设

医疗消费者就医过程中往往伴随着信任和风险的问题，风险常常带来不确定性，导致医生与医疗消费者之间的关系十分紧张。当决策者面对外部风险时，其对他人的信任水平会显著降低（李彬等，2015）。同时，医疗服务属于公共资源，且这种公共资源是有限的。公共资源供给不足会导致人们之间的不信任程度加剧，且对于争夺中处于较弱势地位的群体来说这种效应表现得更为明显（史宇鹏和李新荣，2016）。信任是影响医疗满意的最主要的因素（Assem and Dulewicz，2015）。服务过程中，医疗资源是有限的，医疗消费者处于弱势地位，公众、医生、医疗消费者和决策者之间容易缺乏基本社会信任。现如今，不仅仅是医疗消费者不相信医生，医生也不相信医疗消费者。在信任缺失的情况下，医生为保护自身利益，会提出需要做全套检查；而医疗消费者由于信息不对称存在不理解，可能会认为医生故意多做无用检查和过度医疗，导致医疗消费者对医生产生负面印象，医患关系愈发紧张。

研究者普遍认为信任会影响决策过程，人们在决策过程中，会收集理性和感性两方面的论据以减少在服务过程中的不确定性，尽量降低可能遇到的风险。王娜等（2016）对2012年6—12月在深圳市15岁以上常住居民过往就医经历进行调研，共有1613份有效问卷，调研结果显示有67.38%被访者就医所选机构是市级医院，对市级医院的信任度均高于区级医院，表明在人们普遍心态中，级别越高的医院越值得信任。在管理学和心理学研究领域中，信任常被定义为多维变量。过去研究中并未解释信任的不同维度是如何影响人们对于医疗服务机构的选择。Mayer等（1995）将信任定义为一种意愿，是委托人根据受托人行为的积极期望而产生的易于受损的意愿，而这些用于获取信任对受托人的积极期望，主要表现在信任信念，一共包含三个组成成分：感知正直信念，指对始终如一地坚持原则的期望；感知善意信念，指对关心和支持动机的期望；感知能力信念，指对能力和技能的期望。医疗消费者在选择大型医疗服务机构时，可能更多的是信任医生能力；而选择基层医疗服务机构时，可能更多的是信任医生的善意、服务态度等。

（1）感知正直信念

信任方对被信任方正直信念的感知包括一系列的特征，如一致性、诚实、公平、道德承诺等。信任方对于会遵守诚实、公平、一致性等原则的被信任方产生对正直方面的信任。在同样的医疗服务背景下，不同医生的一致性、诚实、公平等方面的行为特征或准则存在差异，那么，医疗消费者对其的这些行为准则所形成的正直信念的可信度的感知亦存在差异。相对于小医院，人们更相信大医院的公平、公开、透明的管理原则。由此，相较于社区医院，三甲医院医生会受到更多的行为规范，表现出更多的一致性等行为。那么，当医疗消费者对医生的正直信念感知更显著时，则更可能选择三甲医院。因此，本书提出以下假设：

H1 医疗消费者对医生的正直信念感知更显著时会选择三甲医院。

（2）感知善意信念

善意在大多数研究中被表示为信任方认为被信任方在相互之间的关系中会注重信任方的利益，是以个体为导向的被信任方对信任方的关心，即当被信任方对信任方释放出较多关心时，信任方会对被信任方产生信任。当医疗消费者对医生的善意信念信任程度较高时，即医疗消费者相信医生会关心自身的福利，轻易不会实施机会主义行为。在社区医院，其优势是通常距离医疗消费者较近，医生与医疗消费者之间可能处于熟识状态。彼得·什托姆普卡（2005）提出，“熟悉是信任的基础，熟悉为信任创造了氛围，熟悉的感觉容易产生信任”。在患病过程中，人们不仅承担身体的病痛，还会承担由身体的病痛引发的心理压力，以及心理情绪上的紧张、焦虑、悲观等，人们同时会承担着心理和生理的双重压力。在目前的健康生活导向下，就医行为不仅包括有战胜疾病、减轻病痛、恢复健康等生理诉求，同时还包括获得情感慰藉、关爱等心理诉求，医生需要担负治病的职能和情感上的关怀。由此，当医疗消费者对医生的善意感知更显著时，则更可能选择社区医院。因此，本书提出以下假设：

H2　医疗消费者对医生善意感知更显著时会选择社区医院。

（3）感知能力信念

大量研究表明，信任方对被信任方产生信任时，通常信任方认为被信任方拥有完成基本任务的能力，能力通常被定义为在一些特殊情景下会产生影响的技能和属性，特殊场景下被信任方通常是在某一方面的技能显著，而其他方面的技能不显著。当医生在其医疗技术专业领域运用其技能治疗医疗消费者时，相较于医疗技术水平较差的医生，医疗技术水平高的医生通常更能引发医疗消费者信任，医疗消费者对于医生的正面预期就会越大。通常相较于小医院，人们会认为大医院的医疗技术水平更高，而医疗技术水平主要体现在医疗设备，以及所拥有的专家数量和能力上。无论是数量还是能力，三甲医院的专家显然高于社区医院，虽然并非所有的病情都需要专家治疗，但是当医疗消费者对于医生的信任源于其对于能力的感知时，仍更可能选择三甲医院。因此，本书提出以下假设：

H3　医疗消费者对医生的能力感知更显著时会选择三甲医院。

3.2.2 其他可能影响就医行为选择的因素——医疗消费者基本特征

本研究关注的是医疗消费者对于医生不同类型的感知信任信念对医疗消费者的就医行为选择决策的影响，但是由于可能存在其他影响医疗消费者就医行为选择的因素，为了更好地检验本研究所提出的假设，本研究将对一些主要的影响变量进行必要的控制。

（1）性别、年龄和受教育程度

影响医疗消费者就医的因素很多，大多数研究中都包含了对于医疗消费者基本特征的研究，即年龄、性别和受教育程度等。相对于男性，女性对于自身健康的关注程度更高。在2018年调查地区居民分性别2周就诊率数据调查中，男性2周患病率为21.9%，女性为26.0%。无论是城市还是农村，以及对比城市的东部、西部和中部，农村的东部、西部和中部，各地区女性2周患病率均高于男性，且农村男女2周患病率差别略大于城市（见表3-2）。这说明男性和女性在患病后是否选择就医的决策有明显差异，性别可能影响就医行为选择。

表3-2　2018年调查地区居民分性别2周就诊率

（单位：%）

性别	合计	城市				农村			
		小计	东部	中部	西部	小计	东部	中部	西部
男性	21.9	21.5	22.8	18.3	22.8	22.4	24.3	21.6	21.7
女性	26.0	24.9	25.7	20.0	28.5	27.2	28.6	25.4	27.9

注：数据来源于《中国卫生健康统计年鉴2021》。

不同年龄层次，其就医行为选择存在差异。中老年人群体是医疗消费的主要群体，中老年人对医疗服务的需求常大于其他年龄层次医疗消费群体。2018年调查地区居民分年龄2周就诊调查数据表明（见表3-3）：在所有年龄组中，15～24岁年龄组2周患病率最低，接下来依次是25～34岁年龄组和5～14岁年龄组，5～34岁年龄段的年龄组2周患病率都较低，各年龄组的差别不大；5岁以下儿童2周患病率高于其他35岁以下年龄段人口，低于65岁及以上年龄段人口；35岁以后随着年龄的增大，各年龄组2周患病率也随之增高，且各组间的差别也随之加大；65岁及以上人口2周患病率最高，达到30.3%，65岁及以上年龄层对于医疗服务的需求远高于其他年龄层。因此，不同年龄群体的就医行为决策过程存在差异。

表3-3　2018年调查地区居民分年龄2周就诊率

（单位：%）

年龄组	合计	城市				农村			
		小计	东部	中部	西部	小计	东部	中部	西部
0～4岁	24.8	23.9	21.8	22.9	27.2	25.9	27.5	27.8	23.0
5～14岁	9.1	11.5	11.4	9.5	13.4	12.1	13.4	12.4	11.0
15～24岁	4.7	7.5	8.0	5.6	8.8	8.5	9.8	8.7	7.9
25～34岁	6.1	9.6	9.1	8.6	11.5	12.2	12.4	13.0	11.6
35～44岁	11.4	12.5	11.4	10.9	15.6	16.7	15.7	17.0	17.2
45～54岁	16.0	21.5	21.2	17.0	26.2	25.0	24.5	22.8	27.5
55～64岁	21.6	31.2	34.2	25.6	32.9	34.5	35.9	30.8	37.0
65岁及以上	30.3	43.6	48.2	34.3	47.3	41.4	45.2	35.6	44.3

注：数据来源于《中国卫生健康统计年鉴2021》。

不同受教育程度的人其决策过程和方式亦可能存在差异，受教育程度越高，其具备相应更多学识，能从更多方面判断和了解就诊信息。冯桂平等（2016）以辽宁省大连市的流动人口群体为研究对象，在4个流动人口聚居的社区抽取600个样本，在5个流动人口散居的社区抽取250个样本，探讨了社会学人口特征对医疗服务机构选择的影响，提出文化程度高的流动人口对于社区卫生服务中心的信赖和认可度更高，即相对于本科以下学历的流动人口，本科及以上学历的流动人口更倾向于选择社区卫生服务中心。

（2）地理位置——路程时间

对于医疗消费者，当其认为该项医疗服务是有用的，那么这项医疗服务的可得性与便利性就显得同样十分重要。医疗服务机构与医疗消费者居住地之间的距离可直接展现医疗服务的可得性与便利性，表明距离是医疗消费者选择某家医院的重要影响因素。尤其对于老年医疗消费者，医疗服务机构的地理位置是影响其医疗服务选择的限制性因素（Adams and Wright，1991）。姚兆余和朱慧劼（2014）提出就医方便程度对农村居民的门诊机构选择存在显著影响。目前，卫生服务可及性有较大提高，根据2018年调查地区住户距最近医疗机构距离和时间的调查，89.9%的家庭15分钟内可到达最近的医疗机构，仅1.3%的家庭到最近的医疗机构需30分钟以上。[①]

（3）感知严重程度

当面对一些健康威胁，如某种新的症状或诊断，人们会根据相关医疗知识和过往相关经验，对这些健康威胁建立一个主观判断感知。对病情的主观判断感知主要建立于隐式的信息或相关的常识，这些会影响医疗消费者的心理健康，以及应对病情的能力。通常，选择就诊的医疗消费者的疾病严重程度的均值远大于未就诊医疗消费者，严重程度是医疗消费者是否就诊的最直接和最主要的因素。保护动机理论指出，人们保护自身免受危害的动机或意愿会受到威胁评价（严重性、易损性和收益）和应对评价（自我效能、应对效能和成本）的影响，当人们评价威胁程度越高时，即严重性和易损性越强，人们保护自己的动机和意愿越强（Rogers et al.，1983）。人们的就医行为是为了医治源于身体或心理的不舒服，当感知到严重程度较高时，会更加激发自我的保护动机和意愿，产生对于自我健康的保护行为。

①数据来源:《中国健康卫生统计年鉴2021》。

（4）经济因素——感知收入水平和感知收费价格

拥有足够支付医疗服务费用能力是医疗消费者获得医疗服务的前提条件。支付能力是就医行为选择的重要决定性因素，尤其当医疗服务消费成本较高时，支付能力决定了医疗消费者的就医选择范围。通常大医院的医疗服务费用要高于小医院，当支付能力较强时，医疗消费者就医行为选择的范围更广，既可选择大医院，也可选择小医院。但是，并非支付能力越强的医疗消费者就一定会选择大医院就医。如收入的增加会增强居民选择基层医疗机构的可能性，降低选择大医院的可能性（王森，2015）。同时，支付能力的强弱与医疗服务价格的高低之间的关系是密不可分的：当医疗服务价格较高时，医疗消费者支付能力会相应减弱；当医疗服务价格较低时，医疗消费者支付能力会相应增强。价格是医疗服务市场的核心因素，医疗服务价格直接关系到医疗消费者的切身利益，会直接决定医疗消费者的医疗费用，以及医疗消费者对于医疗服务的利用情况。

近年来，我国医疗服务费用逐年上涨，药费上涨幅度大于诊查费，不同类型医院门诊病人次均医药费用存在明显差异（见表3–4）。2011年三级医院人次均医药费用为231.8元（其中，药费122.0元，检查费40.2元），而2020年三级医院人次均医药费用增长至373.6元（其中，药费150.8元，检查费74.9元）；2011年一级医院人次均医药费用为103.9元（其中，药费56.1元，检查费13.4元），而2020年一级医院人次均医药费用增长至175.5元（药费90.2元，检查费21.8元）。但是，在收费价格上，大部分人并不了解物价的制定过程，也不了解诊疗费用真正的成本是多少，只能依靠主观的感知与过往经验判断和选择诊疗费用的高低，从而导致医疗消费者的就医行为选择会受到对于自身收入水平和收费价格的主观感知的影响，即人们所感知到的收入差距往往会对就医行为选择产生影响，进而影响人们的健康。因此，医疗消费者对于自身收入水平和收费价格的主观感知可能会影响就医行为决策。

表3-4 中国2011—2020年一级、二级和三级医院门诊病人次均医药费用

医院等级	年 份	门诊病人次均医药费/元		
		总费用	药费	检查费
三级医院	2020	373.6	150.8(40.4)	74.9(20.1)
	2019	337.6	141.3(41.8)	65.3(19.4)
	2018	322.1	135.8(44.2)	61.5(19.1)
	2017	306.1	135.7(44.3)	57.0(18.6)
	2016	294.9	139.8(47.4)	53.9(18.3)
	2015	283.7	139.8(49.3)	51.1(18.0)
	2014	269.8	136.0(50.4)	48.4(17.9)
	2013	256.7	132.1(51.5)	45.2(17.6)
	2012	242.1	126.7(52.3)	42.7(17.6)
	2011	231.8	122.0(52.6)	40.2(17.3)
二级医院	2020	238.4	96.8(40.6)	49.7(20.9)
	2019	214.5	90.4(42.1)	44.1(20.5)
	2018	204.3	85.2(41.7)	43.0(21.0)
	2017	197.1	84.3(42.8)	42.1(21.4)
	2016	190.6	85.5(44.9)	40.6(21.3)
	2015	184.1	85.0(46.2)	39.2(21.3)
	2014	176.0	82.8(47.1)	37.7(21.4)
	2013	166.2	79.6(47.9)	35.2(21.2)
	2012	157.4	77.9(49.5)	33.3(21.1)
	2011	147.6	73.6(49.9)	31.0(21.0)
一级医院	2020	175.5	90.2(51.4)	21.8(12.4)
	2019	162.2	82.6(50.9)	19.8(12.2)
	2018	156.8	80.5(51.3)	20.5(13.1)
	2017	150.1	76.2(50.8)	19.9(13.3)
	2016	144.5	73.8(51.0)	19.4(13.4)

续表

医院等级	年 份	门诊病人次均医药费/元		
		总费用	药费	检查费
一级医院	2015	132.9	70.6(53.1)	17.6(13.2)
	2014	125.3	66.4(53.0)	17.1(13.7)
	2013	119.8	64.2(53.6)	15.6(13.1)
	2012	112.0	59.9(53.5)	14.7(13.1)
	2011	103.9	56.1(54.0)	13.4(12.9)

注：数据来源于《中国卫生健康统计年鉴2021》；括号内为药费或检查费占总门诊医药费百分比。

综上所述，本研究主要检验医疗消费者统计学变量和信任信念对其就医行为选择的影响，了解具体影响医疗消费者选择三甲医院或社区医院就医的因素，进一步为研究三甲医院和社区医院改善医疗消费者信任提供依据。

3.3 数据来源和模型构建

3.3.1 数据来源

医疗服务被调研人员的理想样本应该是国内各地区人员，但是由于时间、经费等资源的有限性，以及综合考虑医疗服务发展状况和数据可获得性，本次研究确定的调研地点为武汉，以武汉地区医疗消费者为调研对象。

本书的研究背景为医疗服务。首先，在武汉各医院与候诊医疗消费者进行访谈，初步了解医疗消费者相互之间的差异，以及可能影响其就医行为选择的因素。其次，结合访谈结果和过去文献回顾，通过引用国外的成熟量表，对所引用的量表进行多次双向翻译，以及与学科专家和同仁的探讨，保证测量量表语义上的通顺，形成最终问卷，进行实地问卷调研。

本书通过实地问卷调研进行数据收集，由于时间和资源的限制，主要调研地点是武汉三甲医院和社区医疗服务机构等人群流动性较大的医院，例如武汉协和医院、武汉同济医院、武汉大学人民医院等多家大型综合三甲医院，以及分布在不同行政区域的社区医疗卫生服务机构，例如珞南街社区卫生服务中心、万松街社区卫生服务站等。为了使调研能顺利进行，尽量增强数据的随机性，被访人群是在这些医疗卫生服务机构门诊部门候诊的个体。

由于医疗服务调研的难度系数较高，一共有12名调研员，来自管理学及相关专业，在正式调研前对其进行调研方法和内容的培训，使其熟悉问卷内容、调研访问方法和调研流程。之后进行随机抽样，抽样时间持续2周。在调研过程中，尽可能对不同特征群体进行抽样，以此减少由样本带来的误差。调研具体实施过程是调研员两两一组，在到达调研目的地之后，由调研员对被调研人员进行问卷调研，调研过程由调研员读取问卷题目，由被调研人员选择，全程由调研员进行填写，以保证问卷严谨性，在调研完成之后，附赠小礼品以此感谢被访者的参与和配合。

在正式调研活动中，通过正式编码，一共发放530份问卷，剔除含有选项多选、漏选等无效样本，共收回有效问卷511份，有效回收率为96.42%。在511份问卷中，三甲医院253份，社区医院258份。

3.3.2 变量引入和说明

（1）因变量。本研究目的是了解信任是如何影响医疗消费者就医行为选择的，因变量为医院类型，包括“三甲医院”和“社区医院”，“三甲医院”标示为1，“社区医院”标示为0。

（2）自变量。本研究自变量为信任信念，包括感知正直信念、感知善意信念和感知能力信念。信任信念量表采用Mayer等（1995）开发的量表。感知正直信念指对始终如一地坚持原则的期望；感知善意信念指对于关心和支持动机的期望；感知能力信念指对于能力和技能的期望。感知正直信念包括3个测量条目：“医生诚实面对患者”“医生公平公正对待患者”“医生具有良好的道德准则”；感知善意信念包括5个测量条目：“医生善意地对待患者”“医生体现出对患者的关爱”“医生以患者利益为导向”“医生为患者着想”“医生考虑到患者的感受”；感知能力信念包括4个测量条目：“医生有能力满足患者需求”“医生有能力解决问题”“医生能力毋庸置疑”“医生水平值得信赖”。

（3）控制变量。由于需要排除其他因素对因变量的影响，因此设定控制变量。根据过去研究，我们发现性别、年龄、受教育程度、路程时间、病情严重程度、感知收入水平和感知收费价格等会影响医疗消费者的就医行为选择（Adams and Wright，1991；王森，2015；冯桂平等，2016）。由于本书主要探讨三甲医院和社区医院对医疗消费者选择的影响因素，因此主要结合这两类医院的特征和医疗消费者的特征差异进行研究。性别中，1表示“男”，2表示“女”。年龄请被访者直接填写，以“岁”为单位。受教育程度中，1表示“小学及以下”，2表示“中学或中专”，3表示“大专”，4表示“本科”，5表示“研究生及以上”。路程时间以路上花费时间表示，以“分钟”为单位。

本书采用主观测量病情严重程度，运用5分量表，借鉴CHNS数据库中的疾病严重程度测量方法，把病情严重程度测量条目设为“您认为那次病情的严重程度”：其中，1表示“很轻微”，2表示“轻微”，3表示“一般”，4表示“严重”，5表示“很严重”。在过去研究中，病情的严重程度常常采用较为客观的测量，如APACHE II作为患者登记入院和医生制定诊疗决策的基本准则（Knaus et al.，1985）。但是，客观测量病情严重性得分量表会由于年龄、时间等因素使得得分结果产生偏差，不适宜作为医疗决策的前提（Vincent et al.，2010）。因此，病情严重程度的测量条目用主观测量量表代替客观测量量表适用于本研究，以便于实证分析。

在经济影响因素中，由于个体生活方式和生活成本的差异，以及对于实际医疗费用成本的不了解，收入水平和收费价格的判断主要源于主观感知，因此这两个因素也用主观测量量表代替客观测量量表：感知收入水平与当地平均收入水平的感知比较衡量，其中，1表示“低”，2表示“较低”，3表示“一般”，4表示“较高”，5表示“高”；感知收费价格与当地同水平医院的收费价格感知比较衡量，其中，1表示“低”，2表示“较低”，3表示“一般”，4表示“较高”，5表示“高”。

3.3.3 变量描述性统计

通过正式调研活动，样本的人口统计学变量具体情况如表3-5所示。

表3-5 样本描述性统计结果

（单位：人）

变量		频数		
		小计	三甲医院	社区医院
性 别	男	232(45.4)	114	118
	女	279(54.6)	139	140
受教育程度	小学及以下	22(4.3)	6	16
	中学/中专	150(29.4)	56	94
	大专	108(21.1)	51	57
	本科	189(37.0)	108	81

续表

变量		频数		
		小计	三甲医院	社区医院
受教育程度	研究生及以上	42(8.2)	32	10
感知病情严重程度	很轻微	85(16.6)	53	32
	轻微	174(34.1)	53	121
	一般	227(44.4)	130	97
	严重	20(3.9)	13	7
	很严重	5(1.0)	4	1
感知收入水平	低	64(12.5)	30	34
	较低	101(19.8)	43	58
	一般	296(57.9)	149	147
	较高	48(9.4)	30	18
	高	2(0.4)	1	1
感知收费价格	低	12(2.3)	0	12
	较低	96(18.8)	9	87
	一般	286(56.0)	142	144
	较高	96(18.8)	82	14
	高	21(4.1)	20	1

注：括号中的数值表示占比。

（1）所有被访者性别，男性共232人，占45.4%，其中三甲医院114人，社区医院118人；女性共279人，占54.6%，其中三甲医院139人，社区医院140人，整体上，就医人群中无论三甲医院或社区医院女性多于男性。

（2）年龄的均值为37.59岁，三甲医院就诊人群平均年龄为31.63岁，社区医院就诊人群平均年龄为43.45岁，三甲医院就诊人群平均年龄小于社区医院就诊人群平均年龄。

（3）受教育程度，样本总体集中于本科、中学或中专学历，本科学历共189人，占37.0%，其中三甲医院108人、社区医院81人；中学或中专学历共150人，占29.4%，其中三甲医院56人、社区医院94人；大专学历共108人，占21.1%，其中三甲医院51人、社区医院57人；研究生及以上学历共42人，占8.2%，其中三甲医院32人，社区医院10人；小学及以下学历最少，共22人，占4.3%，其中三甲医院6人、社区医院16人；整体上三甲医院就医人群受教育程度最多的是本科学历，社区医院的是中学或中专。

（4）就诊路程时间，患者到达医院路程花费平均时间需要32.74分钟，其中到达三甲医院的路程花费平均时间是51.33分钟，到达社区医院的路程花费平均时间是14.50分钟，到达三甲医院所需花费的时间明显多于到达社区医院的时间。

（5）感知病情严重程度，大部分被访人群都选择“一般”，共227人，占44.4%，其中三甲医院130人、社区医院97人；选择“轻微”的共174人，占34.1%，其中三甲医院53人、社区医院121人；选择“很轻微”的共85人，占16.6%，其中三甲医院53人、社区医院32人；选择“严重”和“很严重”占很小一部分，其中选择“严重”20人，占3.9%，选择“很严重”有5人，占1.0%；三甲医院中感知严重程度选择“一般”人数最多，社区医院中选择“轻微”人数最多。

（6）感知收入水平，相较于所感知的平均水平，大部分被访人群选择“一般”或“较低”，选择“一般”共296人，占57.9%，其中三甲医院149人、社区医院147人；选择“较低”共101人，占19.8%，其中三甲医院43人、社区医院58人；选择“低”共64人，占12.5%，其中三甲医院30人、社区医院34人；选择“较高”共48人，占9.4%，其中三甲医院30人、社区医院18人；选择“高”的被访人群非常少，三甲医院和社区医院均只有1人；无论是三甲医院还是社区医院，感知收入水平与平均水平相比较，选择最多的都是“一般”。

（7）感知收费价格，被访人群最多选择“一般”，共286人，占56%，其中三甲医院142人、社区医院144人；选择“较高”共96人，占18.8%，其中三甲医院82人、社区医院14人；选择“较低”共96人，占18.8%，其中三甲医院9人、社区医院87人；选择“低”共12人，占2.3%，全部来自社区医院；选择“高”共21人，占4.1%，其中三甲医院20人、社区医院1人；虽然选择“较低”和“较高”的人群一样多，但是组成部分完全相反，选择“较高”的有85.42%来源于三甲医院，选择“较低”有90.63%来源于社区医院。

3.3.4 模型设定

本书模型的因变量为医疗消费者就医行为选择，属于二分类变量，即三甲医院和社区医院两种类型。因此，本研究建立二元Logistics回归模型来分析医疗消费者就医行为选择的影响因素。本书将三甲医院定义为$y=1$，将社区医院定义为$y=0$。设p_i是第i个医疗消费者就医的概率、α为常数项、x_k表示第k个与y相关的自变量和控制变量，β_k是自变量和控制变量的回归系数，一共有n组观测数据，即$x_{i1}, x_{i2}, \cdots, x_{ik}; y_i$, $i=1,2,3,\cdots,n$；$k=1,2,\cdots,10$。

y_i的概率分布函数为：

$$p(y_i)=f(p_i)^{y_i}\left[1-f(p_i)\right]^{(1-y_i)} \quad (3\text{-}1)$$

Logistic回归函数为：

$$f(p_i)=\frac{E^{p_i}}{1+E^{p_i}}=\frac{\mathrm{e}^{(\alpha+\beta_1x_{i1}+\beta_2x_{i2}+\cdots+\beta_kx_{ik})}}{1+\mathrm{e}^{(\alpha+\beta_1x_{i1}+\beta_2x_{i2}+\cdots+\beta_kx_{ik})}} \quad (3\text{-}2)$$

Logistic回归函数的似然函数为：

$$F=\prod_{i=1}^{n}p(y_i)=\prod_{i=1}^{n}f(p_i)^{y_i}\left[1-f(p_i)\right]^{(1-y_i)} \quad (3\text{-}3)$$

其自然对数形式为：

$$\mathrm{Ln}F=\sum_{i=1}^{n}[y_i(\alpha+\beta_1x_{i1}+\beta_2x_{i2}+\cdots+\beta_1x_{ik})-\ln(1+\mathrm{e}^{(\alpha+\beta_1x_{i1}+\beta_2x_{i2}+\cdots+\beta_1x_{ik})})] \tag{3-4}$$

3.4 实证分析

3.4.1 单因素方差分析

根据统计变量的初步分析，运用单因素方差分析，我们将三甲医院和社区医院不同医疗消费者特征和信任信念感知进行比较。其中，年龄、受教育程度、路程时间和感知收费价格等因素在三甲医院和社区医院间具有显著性差异（见表3–6）：（1）三甲医院就诊人群平均年龄显著小于社区医院就诊人群（$F=82.791$，$p<0.001$）；（2）三甲医院就诊人群受教育程度显著高于社区医院就诊人群（$F=30.513$，$p<0.001$）；（3）路程花费时间上三甲医院显著多于社区医院（$F=194.347$，$p<0.001$）；（4）感知收费价格上三甲医院显著高于社区医院（$F=166.556$，$p<0.001$）；（5）社区医疗保险种类上两类医院也具有显著差异性（$F=10.031$，$p<0.01$）；（6）三甲医院和社区医院就医群体的感知正直信念（$F=91.310$，$p<0.001$），感知善意信念（$F=95.726$，$p<0.001$）和感知能力信念（$F=21.537$，$p<0.001$）均存在显著差异。在三甲医院和社区医院就医人群中，性别、病情严重程度和感知收入水平没有显著差异。综上，单因素方差分析结果为进一步研究这些变量对于医疗服务机构选择的影响提供依据。

表3-6 三甲医院和社区医院影响因素比较分析结果

变量	均值			F	显著性
	整体	三甲医院	社区医院		
正 直	5.82	5.36	6.27	91.310	0.000
善 意	5.62	5.13	6.11	95.726	0.000
能 力	5.60	5.36	5.87	21.537	0.000
性 别	0.45	0.45	0.46	0.024	0.878
年 龄	37.59	31.63	43.45	82.791	0.000
受教育程度	3.15	3.41	2.90	30.513	0.000
路程时间	32.74	51.33	14.50	194.347	0.000
病情严重程度	2.39	2.45	2.32	3.388	0.066
感知收入水平	2.65	2.72	2.59	3.154	0.076
感知收费价格	3.04	3.45	2.65	166.556	0.000

3.4.2 变量相关性分析

我们运用Pearson相关性对变量间关系进行检验，了解本研究的变量间关系，为之后的数据检验作基础，得出如下结果，具体情况见表3-7。

表3-7 变量的Pearson相关性检验

变量	医院类型	性别	年龄	受教育程度	路程时间	病情严重程度	感知收入水平	感知收费价格	正直	善意	能力
性别	-0.007										
年龄	-0.374**	-0.002									
受教育程度	0.238**	0.070	-0.427**								
路程时间	0.526**	-0.035	-0.143**	0.018							

续表

变量	医院类型	性别	年龄	受教育程度	路程时间	病情严重程度	感知收入水平	感知收费价格	正直	善意	能力
病情严重程度	0.081	-0.025	0.124**	-0.103*	0.173**						
感知收入水平	0.078	0.125**	0.000	0.367**	0.012	-0.019					
感知收费价格	0.497**	-0.063	-0.142**	0.111*	0.326**	0.152**	-0.001				
正直	-0.390**	-0.001	0.272**	-0.211**	-0.234**	0.040	-0.133**	-0.262**			
善意	-0.398**	-0.040	0.233**	-0.200**	-0.240**	0.024	-0.101*	-0.287**	0.745**		
能力	-0.201**	-0.031	0.146**	-0.118**	-0.123**	0.010	-0.071	-0.155**	0.642**	0.651**	

注：**在0.01水平（双侧）上显著相关，*在0.05水平（双侧）上显著。

（1）医院类型与受教育程度、路程时间和感知收费价格在0.01水平上呈显著正向相关关系，与年龄、感知正直信念、感知善意信念和感知能力信念在0.01水平上呈显著负向相关关系，与性别、病情严重程度和感知收入水平没有显著相关性。

（2）性别与感知收入水平在0.01水平上呈显著正向相关关系，与年龄、受教育程度、路程时间、病情严重程度、感知收费价格、感知正直信念、感知善意信念和感知能力信念没有显著相关性。

（3）年龄与病情严重程度、感知正直信念、感知善意信念和感知能力信念在0.01水平上呈显著正向相关关系，与受教育程度、路程时间和感知收费价格在0.01水平上呈显著负向相关关系，与感知收入水平没有显著相关性。

（4）受教育程度与感知收入水平在0.01水平上呈显著正向相关关

系，与感知收费价格在0.05水平上呈显著正向相关关系，与感知正直信念、感知善意信念和感知能力信念在0.01水平上呈显著负向相关关系，与病情严重程度在0.05水平上呈显著负向相关关系，与路程时间没有显著相关性。

（5）路程时间与病情严重程度和感知收费价格在0.01水平上呈显著正向相关关系，与感知正直信念、感知善意信念和感知能力信念在0.01水平上呈显著负向相关关系，与感知收入水平没有显著相关性。

（6）病情严重程度与感知收费价格在0.01水平上呈显著正向相关关系，与感知收入水平、感知正直信念、感知善意信念和感知能力信念没有显著相关性。

（7）感知收入水平与感知正直信念在0.01水平上呈显著负向相关关系，与感知善意信念在0.05水平上呈显著负向相关关系，与感知收费价格和感知能力信念没有显著相关性。

（8）感知收费价格与感知正直信念、感知善意信念和感知能力信念在0.01水平上呈显著负向相关关系。

（9）感知正直信念、感知善意信念和感知能力信念相互之间在0.01水平上呈显著正向相关关系。

综上，在具有显著相关性的变量之间，其相关系数大部分较小，除去感知正直信念和感知善意信念相关系数为0.745，其余变量间相关系数绝对值均未超过0.7。因此，相关性分析结果为数据不存在严重共线性，可为进一步回归分析提供依据。

3.4.3 数据处理

由于本次研究涉及的是医疗消费者选择三甲医院或社区医院的影响因素，属于离散选择问题，因此，本书采用二元 Logistic 模型进行回归，并采用大似然估计法对其回归参数进行估计，从而对医疗消费者选择三甲医院或社区医院的行为选择问题进行分析。首先，以医院类型为因变量，将因变量医院类型的取值限制在［0，1］的范围内，以信任信念变量为自变量，包括感知正直信念、感知善意信念和感知能力信念（模型 1），进行二元 Logistic 回归。其次，加入性别、年龄、受教育程度、路程时间、病情严重程度、感知收入水平和感知收费价格等控制变量（模型 2），再次进行二元 Logistic 回归，回归分析结果如表 3-8 所示。

表 3-8 信任信念对不同医院类型行为选择影响回归模型分析结果

自变量	因变量：医院类型	
	（模型 1）	（模型 2）
正直	−0.521***（0.146）	−0.297（0.201）
善意	−0.667***（0.154）	−0.529**（0.226）
能力	0.352***（0.135）	0.503**（0.212）
性别		0.155（0.295）
年龄		−0.059***（−0.011）
受教育程度		0.051（0.166）
路程时间		0.099***（0.013）
病情严重程度		0.008（0.173）
感知收入水平		0.326*（0.196）
感知收费价格		2.001***（0.299）
常数	4.848***（0.681）	−5.623***（1.519）
pseudo-R^2	0.153	0.572
x^2	108.617***	408.654***

注：***$p<0.01$，**$p<0.05$，* $p<0.1$；表格中系数均为未标准化系数；括号内为标准误。

由表3-8中结果可知，首先，验证信任信念对行为选择影响时，感知正直信念（$\beta=-0.521$，$p<0.01$）、感知善意信念（$\beta=-0.667$，$p<0.01$）和感知能力信念（$\beta=0.352$，$p<0.01$）对医疗消费者选择三甲医院或社区医院存在显著影响，即当医疗消费者对于医生的能力感知更显著时会选择三甲医院；当医疗消费者对于医生的正直感知和善意感知更显著时会选择社区医院。这一结论与实际感知符合，即人们在就医时选择大医院普遍因为其医疗技术水平，而选择小医院的原因之一是感知到其服务态度好、关怀多。

其次，加入控制变量之后，感知善意信念（$\beta=-0.529$，$p<0.05$）和感知能力信念（$\beta=0.503$，$p<0.05$）对医疗消费者选择三甲医院或社区医院存在显著影响；感知正直信念（$\beta=-0.297$，$p>0.1$）对医疗消费者选择三甲医院或社区医院影响不显著，即医疗消费者对正直信念的感知在三甲医院和社区医院中无显著差异，对善意信念感知更显著时会选择社区医院，对能力信念感知更显著时会选择三甲医院。在控制变量中，年龄（$\beta=-0.059$，$p<0.01$）、路程时间（$\beta=0.099$，$p<0.01$）、感知收入水平（$\beta=0.326$，$p<0.1$）和感知收费价格（$\beta=2.001$，$p<0.01$）对就医行为选择有显著影响，性别、受教育程度、病情严重程度对于选择三甲医院或社区医院没有显著差异。结果表明，控制变量会影响信任信念与就医行为选择之间的关系，在检验信任信念与就医行为选择之间关系时需要排除控制变量的影响，即在加入控制变量后，H1不成立，H2和H3成立。

3.5 结论和启示

3.5.1 研究结论

人们的就医行为是一个复杂的过程，会同时受到客观因素和主观因素交互影响，既受年龄、距离、收入和收费价格等客观因素的影响，同时也会受到人们对于诊疗服务满意度、信任等主观感知的影响。根据本章研究数据处理分析，本书得出如下结论。

排除性别、年龄、受教育程度、路程时间、病情严重程度、感知收入水平和感知收费价格等因素对就医行为选择的影响，医疗消费者对于医生的信任感知会显著影响就医行为选择。感知善意信念对三甲医院或社区医院的就医行为选择有显著正向影响；感知能力信念对三甲医院或社区医院的就医行为选择有显著负向影响；感知正直信念对三甲医院或社区医院的就医行为选择没有显著影响。医疗消费者对于善意信念的感知越强，越倾向于选择社区医院；对能力信念的感知越强，越倾向于选择三甲医院。当医疗消费者更注重医生是否以公平公正的态度对待医疗消费者、在就诊过程中是否表现出良好道德标准，以及是否以医疗消费者利益为导向，善意、友好地对待医疗消费者时，医疗消费者会选择社区医院；当医疗消费者更注重医生是否有能力满足医疗消费者需求、解决问题时，医疗消费者会选择三甲医院。

3.5.2 管理启示

了解医疗消费者对于医疗服务的需求情况，包括就医行为意向、信任关系及其相应影响因素，有助于政府部门制定相应政策，以及医疗服务机构采取相应措施满足医疗消费者需求，增强医疗服务机构对医疗消费者吸引力，使医疗机构获得更大效益。

首先，信任是直接影响医疗消费者医疗服务机构行为选择的主要因素，三甲医院和社区医院中，医疗消费者所注重的信任的维度不一样，对三甲医院更加注重能力信念的感知，对社区医院更注重善意信念的感知。医疗服务行业是高度专业化的行业，对于医疗服务过程中是否存在过失、医生是否最大程度地考虑医疗消费者利益等，医疗消费者难以做出判断，且医疗服务领域内的公众参与和监督乏力，医患之间存在难以克服的信息不对称（张孜仪、张建，2015）。那么，在为医疗消费者提供服务的不同医疗服务机构，理应具有相对应的侧重点，从不同角度缓解信息不对称带来的风险。三甲医院所吸引的医疗消费者注重的是医疗技术，而社区医院吸引的医疗消费者注重的是医疗服务态度。因此，三甲医院应注重医生专业技术能力的宣传，使得医疗消费者充分信任医生专业技术水平；社区医院应改善医生的医疗服务态度，避免出现恶劣、冷漠等负面态度，避免由负面态度引发的不信任，导致负面口碑。

其次，加强对医疗消费者关于医疗服务的宣传，包括医疗机构所拥有的专业设备和医疗服务技术，以及医生的职业技术能力。通过宣传，医疗消费者能充分了解不同医院职能及其服务，可根据自身实际就医需求合理选择医疗服务机构，使得医疗消费者在有意愿“小病去小医院、大病去大医院”时，有相应可选择的医疗服务资源，从而缓解三甲医院“看病难”的问题，能够有效地改善集中于三甲医院就医、社区医院就医不足的现象。

最后，政府部门应同时做好医疗卫生资源分配，以及相应的区域规划，以满足不同区域医疗消费者需求。科学调整和优化配置医疗资源的区域规划，提高医疗服务的公平性和可及性。在制定医疗卫生服务相关政策时，应充分考虑医疗消费者个体对于医疗服务的需求，从而提高政策的传导效率，优化政策效果，增强医疗保障。

第4章 医疗服务沟通氛围——服务公平对就医行为意向的影响

4.1 问题提出

人们普遍存在“不患寡而患不均”的心理。因此，目前就医结构呈现“倒金字塔”结构，大医院就医人多、小医院就医人少。究其原因，相对于小医院，人们更相信大医院的公平、公开、透明的管理原则。在体验经济的时代背景下，消费者行为越发受到其体验需求的影响，体验质量直接决定了消费者的满意程度。企业要培养忠诚的消费者，就必须关注并满足消费者特定的体验需求（安贺新，2012）。医疗服务过程中，医疗消费者的体验是基于与医生之间面对面的人际沟通。人际沟通是个体与个体之间信息交流以及情感、需要、态度等心理因素的传递与交换（张莉等，2012）。

在人际沟通中，沟通氛围是重要影响因素。人际沟通氛围是描述沟通双方之间的信息传递情况，而良好的沟通氛围能有效减少沟通障碍，保证信息传递（王仙雅等，2014）。沟通氛围的提出是基于认知心理学的发展，由描述环境刺激与人类行为间动态复杂关系的心理氛围演变至组织氛围，再由组织氛围分化而来（李永周等，2016）。自20世纪90年代，学者们逐渐意识到脱离特定情境的组织氛围研究缺乏有效性，开始关注特定行为（如建言行为、创新行为）和特定现象（如公平、服务），组织氛围的一些子概念应运而生，学者们更多的是从建言氛围、情绪氛围、创新氛围、公平氛围、顾客服务氛围、心理安全氛围等特定的组织氛围揭示组织过程（Reichers and Schneider，1990；Schneider et al.，2013；段锦云等，2014）。由此，本书从特定现象：服务公平的角度研究沟通氛围。

由于服务的无形性，消费者通常很难评估服务质量，继而更加重视服务的主观感知。社会比较理论提出，人们在缺乏社会客观标准的情况下，会通过与他人所获得的待遇进行比较，进而评估自己所获得的待遇。在消费者与服务人员面对面接触过程中，与他人进行比较是消费者对公平评估的最快的方式（Zhu and Chen，2012）。且在沟通过程中，相较于距离较远的接触，面对面的接触更注重公平的感知（Sekhon et al.，2016）。当消费者感知受到不公平待遇时，其满意情绪会明显受到影响（Choi，2014），可能会在沟通过程中产生敌意。而当个体感知受到公平对待时，个体会感到满足，从而产生对他人的信任（寿志钢等2011；余璇和陈维政，2016）。由此，在医疗服务沟通过程中，医疗消费者感知的服务公平会影响医疗消费者的就医满意度，继而影响其未来的就医行为意向。

信任是解释服务公平对顾客行为意向影响的重要中介变量。社会交换理论提出，信任是交换关系发展和深化的至关重要的影响因素，公平会促进社会交换关系（Blau，1964）。通常消费者在预测服务未来结果的过程中，缺乏对相关信息和场景的理解，存在对于过程和结果的不确定性。通过交换过程，建立消费者对服务人员的信任关系。良好的关系可消除消费者不确定性。类似地，基于医疗服务背景，医疗消费者与医生之间也存在交换关系，并且这种交换关系源于医疗服务过程中两者之间的沟通，沟通会显著影响医疗消费者对于服务公平的感知。由此，信任常常在服务公平与行为意向之间起中介作用。

许多学者都对信任在服务公平对行为意向影响机制中的中介作用进行了研究。但是，目前大部分学者忽略了不同的信任信念所造成的影响差异，通常只考虑信任的作用。Rousseau 等（1998）将信任定义为对于被委托方意图或行为积极期望，委托方承担相应风险的意愿，并认为信任包含信任意向和信任信念两个要素，其中信任意向是指信任委托方愿意承担信任被委托方所带来的风险状态。本研究引用 Mayer 等学者（1995）对于信任信念的定义，将信任信念定义为影响信任的重要期望，包含：（1）正直信念，对始终如一地坚持原则的期望；（2）善意信念，对于关心和支持动机的期望；（3）能力信念，对于能力和技能的期望。本研究将信任定义为信任意向和信任信念，以信任为中介变量进行研究探讨。医疗服务机构营造公平和谐的医疗服务环境，有利于促进医疗消费者对医疗服务的正面情绪形成。关注医疗消费者对服务公平的体验，有助于改善医生与医疗消费者之间的关系。因此，将服务公平理论结合医疗服务进行研究，探讨医疗沟通中服务公平对医疗消费者行为意向之间的影响机制十分必要，从而了解服务公平如何影响人们的就医选择。为了更细致地了解信任在服务公平和行为意向中的关系，本书构建以信任为中介变量的服务公平对行为意向的影响机制模型。

4.2 理论和假设

4.2.1 服务公平对行为意向的影响

大量实证研究表明，公平是顾客满意的重要前置影响因素之一，公平对于顾客满意有显著正向影响。服务公平是顾客评价满意程度的一个重要方面，对顾客重购意愿有着显著影响，服务公平性、消费情感与顾客忠诚之间存在显著相关关系（粟路军和黄福才，2011）。公平能体现出良好的沟通氛围（李永周等，2016）。服务公平包括过程公平、结果公平、交互公平和信息公平（Greenberg，1993）。服务公平既会直接影响顾客忠诚，也会间接通过影响关系质量而影响顾客忠诚（Giovanis et al.，2015）。其中，交互公平、结果公平和过程公平会直接显著影响顾客行为意向（Narteh，2016）。安贺新（2012）根据收集北京市12家酒店数据，通过分析发现服务公平对顾客体验、顾客满意与顾客忠诚以及对顾客满意的影响关系中，结果公平和信息公平对顾客满意有直接的正向影响，程序公平和人际公平对顾客满意有间接的正向影响，其中信息公平的影响效应最大；在服务公平对顾客忠诚的影响关系中，结果公平、程序公平、人际公平和信息公平对顾客忠诚有间接的正向影响，其中人际公平的影响效应最大。

在顾客与服务提供人员之间建立长期关系过程中，其关系的维持与发展会涉及个人利益、整体价值及道德问题的影响，则必然会导致一种程序和原则的产生，继而引起对公平性的关注，因此，通过服务交换维系亲密关系离不开公平的作用。过程公平是对分配资源时所使用的程序和过程的公平性感知；交互公平反映了执行程序或决定结果时医生对待医疗消费者的态度、方式的公平性，如医疗消费者是否受到了同等的尊重和礼貌；结果公平是指医疗消费者对资源配置结果的公平积极感受；信息公平则是指医生是否传达了有关分配程序结果的应有的信息。过程公平、交互公平、结果公平和信息公平构成了基于医疗消费者与医生的沟通及整个沟通过程氛围对公平的感知。那么当医疗消费者感知到由医生传递的服务公平时，即当医疗服务沟通过程表现为一致性、无偏见性、准确性和道德性等特征时，医疗消费者会产生公平感，继而对医疗服务产生满意。因此，本书提出以下假设：

H1a 过程公平对顾客满意度有显著正向影响；

H1b 交互公平对顾客满意度有显著正向影响；

H1c 结果公平对顾客满意度有显著正向影响；

H1d 信息公平对顾客满意度有显著正向影响。

4.2.2 信任意向在服务公平和行为意向关系中的中介作用

感知服务公平到行为意向是一个复杂的心理认知过程，根据刺激—反应—行为的研究范式，存在有中介变量的作用。社会交换理论提出，信任在社会关系发展和深化的过程中至关重要，在这个过程中，信任会培养交换方的一种义务，以减少不确定性，降低交换方的往复性。社会关系可能是在一个不确定的时间范围内，以及没有明确的利益获取，进行交换（Blau，1964）。当信任呈现出来后，交换双方更有可能履行其义务。因为在一定程度上，交换双方相信会获得相应回报（Colquitt 等，2012）。信任与感知风险是同时并存的，风险会给个体带来不确定性。行为决策理论认为，风险认知就是决策者对于风险情境的解释，对于风险情境中不确定性的估计，以及对于风险的控制能力（Slovic，1987）。因此，当信任存在潜在不确定因素时其是关键影响因素，可帮助决策。不确定管理理论印证了这一观点，公平可以移除或降低几乎任何形式的不确定性，包括对信任和往复性的担忧。刘小平（2011）提出，所有社会交换关系的建立都会涉及不同性质和不同大小的不确定性和风险，风险认知是建立社会交换关系的起始点。人们首先会对风险进行评估，包括收益和损失，当收益和损失达到平衡时，人们就会趋向于接受这种社会交换关系（Colquitt et al.，2012）。公平和信任可能会产生一种往复的义务，但是一般意义上更多的是传递一种对不确定性的消除。

信任意向是指信任委托方愿意承担信任被委托方所带来的风险状态

(Rousseau et al., 1998)。信任常常作为交换关系的程度和不确定性的反映指标。服务公平不仅能直接影响顾客信任感和满意感，也能通过信任间接地影响顾客的行为意向。如在医院管理系统中，信任在员工对组织公平的感知和工作绩效表现中存在中介作用（Colquitt et al., 2012）；电商营销过程中，以网络银行为例，服务公平会显著积极影响消费者满意度，同时信任在公平对消费者满意度的影响过程中起重要的中介作用，公平通过影响消费者信任进一步影响消费者满意度。其中，服务公平包括分配公平、过程公平和信息公平（Zhu and Chen, 2012）。当顾客感受到源于服务人员的公平对待，从而易建立对服务人员的信任，倾向于相信服务人员会采取有利于他们的行为。如果在服务过程中，服务人员注重过程公平、交互公平和结果公平，消费者可从中获得良好情感反应(Choi, 2014)。而不公平行为容易激化冲突、降低信任，进而对合作产生负向影响（董维维等，2016）。

基于顾客忠诚形成机理研究，服务公平是顾客信任、顾客承诺、顾客行为忠诚及态度忠诚的重要前因变量，顾客信任在服务公平与顾客忠诚的关系之间起中介作用。企业公平服务会降低顾客对购买风险感知，增强企业与顾客之间的关系，向顾客传递企业的善意和共同获利的愿望，继而影响顾客忠诚（占小军，2012）。因此，根据社会交换理论，在医疗消费者感知到医生服务公平时，其会产生对医生的信任意向，进而影响其行为意向。因此，本书提出以下假设：

H2a 信任意向中介于过程公平与行为意向之间的关系；

H2b 信任意向中介于交互公平与行为意向之间的关系；

H2c 信任意向中介于结果公平与行为意向之间的关系；

H2d 信任意向中介于信息公平与行为意向之间的关系。

4.2.3 信任信念在服务公平和信任意向关系中的中介作用

研究者对于信任的定义是，委托方对于被委托方承担风险的意愿。影响信任的因素有许多，最典型的是信任信念，包含能力信念、善意信念和正直信念。能力信念表示委托方对于被委托方在当下场景中所掌握的能力和技巧；善意信念表现为忠诚、关怀、支持和开放性，是对于被委托方排除自身利益考虑委托方最大利益的程度；正直信念表示委托方对于被委托方坚持道德和伦理规范的程度。在许多关于信任的文献中，信任信念被构建为对信任的一种感知（Colquitt and Rodell，2011）。许多学者对于信任信念进行了相关研究，当员工感知领导更可信时，其会有更好的表现、更频繁的公民行为以及较少适得其反的行为（Colquitt et al.，2013）。本研究根据Mayer等（1995）将信任信念分为感知正直信念、感知善意信念和感知能力信念。能力信念更多倾向于表示对于个人技能的需要，正直信念和善意信念更多地表示出一种特征，这三者在交换过程中同等重要。类似地，当感知到服务人员正直信念、善意信念和能力信念时，消费者能做出更好表现。因此，虽然有大量根据公平规则构建出不同维度的公平，公平对信任仍然可能有积极正向影响，对信任信念正直、善意和能力均有可能有显著正向影响。

（1）感知正直信念在服务公平与信任意向之间的中介作用

在医疗服务场景中，对于医生正直信念的感知即是对于医生是否坚持良好的道德价值观、保持诚实和公平，并始终如一地坚持这些价值观，在交互活动中遵守规范、履行承诺。当医疗消费者感知到服务公平时，如增强一致性和准确性会建立可预测性和可靠记录形成正直信念，当服务具有一致性、无偏性、公正性、符合道德规范时，能增强医疗消费者对于医生诚实可靠、遵守承诺等特征的期望，这些特征即是正直信念。正直信念会影响医疗消费者信任意向，即正直信念在服务公平与信任意向之间会存在中介作用。因此，本书提出以下假设：

H3a 感知正直信念中介于过程公平与信任意向之间的关系；

H3b 感知正直信念中介于交互公平与信任意向之间的关系；

H3c 感知正直信念中介于结果公平与信任意向之间的关系；

H3d 感知正直信念中介于信息公平与信任意向之间的关系。

（2）感知善意信念在服务公平与信任意向之间的中介作用

善意信念表明医疗服务过程中医生会关心医疗消费者的利益，以医疗消费者利益为导向，帮助医疗消费者解决问题，摒除以自我为中心的利润动机。善意信念代表的是一种积极导向，如忠诚、关心和支持。当医疗消费者感知医疗服务沟通环境是无礼的、不尊重人的、不合适的，则很难构建医生与医疗消费者之间和谐互惠的关心和照顾。因此，通过对公平的感知，避免负面情绪，增强情感上对医生关怀的感知，即对善意信念维度的感知，加强交互的基础，建立良好的感情，从而增加医疗消费者信任意向。因此，本书提出以下假设：

H4a 感知善意信念中介于过程公平与信任意向之间的关系；

H4b 感知善意信念中介于交互公平与信任意向之间的关系；

H4c 感知善意信念中介于结果公平与信任意向之间的关系；

H4d 感知善意信念中介于信息公平与信任意向之间的关系。

（3）感知能力信念在服务公平与信任意向之间的中介作用

能力是指感知目标是值得信赖的、有特定的技能或能力相关的性能。在医疗服务环境中，由于医疗专业技能的特殊性，其能力信念尤为重要。能力信念是指在服务过程中，医生能解决医疗消费者关于病情的相关问题，并能提出合适的诊疗方案。在医疗服务场景中，加强医疗消费者对于服务公平的感知，使得医疗消费者对服务人员和诊疗信息了解更多，可增强医疗消费者的感知能力信念，进而提高医疗消费者对医生的专业技能评价，相信其所提出的诊疗方案，从而激发信任意向。因此，本书提出以下假设：

H5a　感知能力信念中介于过程公平与信任意向之间的关系；

H5b　感知能力信念中介于交互公平与信任意向之间的关系；

H5c　感知能力信念中介于结果公平与信任意向之间的关系；

H5d　感知能力信念中介于信息公平与信任意向之间的关系。

4.2.4 提出研究概念模型

根据上述提出的研究假设，综合形成本研究的结构框架，以信任信念和信任意向为中介变量，其中服务公平包括过程公平、交互公平、结果公平和信息公平；信任信念包括正直、善意和能力，构建服务公平对行为意向影响研究概念模型，具体情况见图4-1。

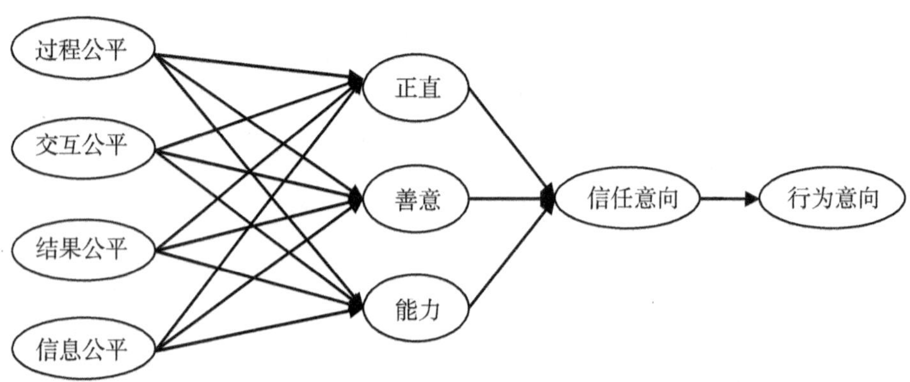

图4-1　服务公平对就医行为意向影响研究概念模型

4.3 数据来源和变量测量

4.3.1 数据来源

研究通过实地问卷调研进行数据收集，由于时间和资源的限制，主要调研地点是武汉三甲医院和社区医疗服务机构等人群流动性较大的医院，一共发放530份问卷，回收有效问卷511份，有效回收率为96.42%，具体调研过程说明如第三章中3.3.1所述。

4.3.2 变量测量

本研究以医疗服务沟通感知公平为外部刺激变量，以感知正直信念、感知善意信念、感知能力信念和信任意向为心理反应变量，以行为意向为反应变量来设计问卷。调研问卷主要包括5个部分：控制变量量表、服务公平量表、信任信念量表、信任意向量表以及顾客行为意向量表。控制变量包括性别、年龄、受教育程度、路程时间、病情严重感知程度、感知收入水平和感知收费价格。

服务公平。测量量表包括过程公平、交互公平、结果公平和信息公平，采用Colquitt（2012）等开发的量表。过程公平包括7个测量条目："在诊疗过程中，患者可随意表达想法和感受""患者想法和感受会对诊疗过程产生影响""所有患者就诊程序一样""就诊程序对患者无差异""就诊程序有严格规章制度""就诊过程中，针对不满可随时投诉""就诊程序符合社会道德伦理规范"；交互公平包括4个测量条目："医生对患者很有礼貌""医生会顾及患者的自尊""医生表现出对患者的尊重""医生对患者没有不当言论"；结果公平包括4个测量条目："患者的病情得到合理治疗”“患者的病情得到良好治疗”“诊疗效果和费用相匹配”“医疗水平和费用相匹配”；信息公平包括5个测量条目：“医生对诊疗过程解释清晰”“医生对诊疗过程解释彻底”“医生对诊疗过程解释合理”“医生对诊疗过程解释及时详细”“医生会解释患者诊疗过程中疑问”。

信任信念。量表包括感知正直信念、感知善意信念和感知能力信念，采用Mayer等（1995）开发的量表。感知正直信念包括3个测量条目：“医生诚实面对患者”“医生公平公正对待患者”“医生具有良好的道德准则”；感知善意信念包括5个测量条目：“医生善意地对待患者”“医生体现出对患者的关爱”“医生以患者利益为导向”“医生为患者着想”“医生考虑到患者的感受”；感知能力信念包括4个测量条目：“医生有能力满足患者需求”“医生有能力解决问题”“医生能力毋庸置疑”“医生水平值得信赖”。

信任意向。量表采用Mayer等（1995）开发的量表。信任意向包括4个测量条目：“我非常信任这家医院”“医生总从患者利益出发，制定诊疗方案”“医生专业水平值得信赖”“医生诚实可靠”。

顾客行为意向。采用Dabholkar（1994）开发的量表。顾客行为意向包括4个测量条目：“下次就医时，我还来这家医院”“我会将这家医院推荐给亲朋好友”“这家医院是我今后就医首选”“我愿意正面宣传这家医院”。

控制变量。包括性别、年龄、受教育程度、路程时间、病情严重程度、感知收入水平和感知收费价格。性别中，1表示“男”、2表示“女”；受教育程度中、1表示“小学及以下”、2表示“中学或中专”、3表示“大专”、4表示“本科”、5表示“硕士及以上”；年龄和距离请被访者直接填写，分别以“岁”和“分钟”为单位；病情严重程度，运用5级李克特量表进行测量，1表示“很轻微”、2表示“轻微”、3表示“一般”、4表示“严重”、5表示“很严重”；感知收入水平和感知收费价格运用5级李克特量表进行测量，1表示“低”、2表示“较低”、3表示“一般”、4表示“较高”、5表示“高”。具体测量条目如第三章中3.3.2所述。

4.4 实证分析

4.4.1 信度和效度分析

在正式进行数据处理之前，需对数据与问卷的拟合情况进行验证，检验测量量表的信度与效度。

首先，根据正式调研所得数据，通过SPSS软件对主要变量进行信度分析，由表4-1可知，所有变量的组成信度均大于0.5，表明模型具有较好可信度。

其次，运用验证式因子分析检验主要量表结构效度，在AMOS软件中，构建主要测量变量两两自由相关关系。为了提高量表的可靠性和效度，我们根据验证式因子分析和组成信度的结果，对影响量表性能的条目进行了删除操作。验证式因子分析结果显示，CMIN/DF=2.949，GFI=0.863，NFI=0.921，IFI=0.946，TLI=0.938，RESMA=0.062（见表4-2九因素模型结果），每个因子负荷都在0.001的水平下显著，且大于0.5，表明量表具有良好集中效度。潜在变量的组成信度（CR）都超过0.8，平均变异萃取量（AVE）的值都超过0.5（见表4-1），表明变量有较好的内部一致性，该测量模型有较好的收敛效度。变量最终测量条目如表4-1所示：在服务公平测量量表中，过程公平保留4个测量条目，交互公平保留4个测量条目，结果公平保留3个测量条目，信息公平保留4个测量条目；在信任信念测量量表中，感知正直信念保留3个测量条目，感知善意信念保留3个测量条目，感知能力信念保留3个测量条目；信任意向测量量表保留4个测量条目；行为意向测量量表保留4个测量条目。

表4-1　变量验证式因子分析结果

	维度及其测量条目	因子负荷	均值	标准差
过程公平 AVE=0.507 CR=0.802	在诊疗过程中，患者可随意表达想法和感受	0.686***	5.526	1.512
	就诊程序有严格规章制度	0.587***	5.309	1.341
	就诊过程中，针对不满可随时投诉	0.703***	5.069	1.669
	就诊程序符合社会道德伦理规范	0.848***	5.761	1.305
交互公平 AVE=0.822 CR=0.949	医生对患者很有礼貌	0.928***	5.816	1.365
	医生会顾及患者的自尊	0.913***	5.777	1.354
	医生表现出对患者的尊重	0.938***	5.914	1.284
	医生对患者没有不当言论	0.844***	5.930	1.349
结果公平 AVE=0.705 CR=0.875	患者的病情得到合理治疗	0.921***	5.842	1.127
	患者的病情得到良好治疗	0.921***	5.804	1.190
	医疗水平和费用相匹配	0.646***	5.327	1.434
信息公平 AVE=0.843 CR=0.956	医生对诊疗过程解释清晰	0.907***	5.478	1.357
	医生对诊疗过程解释彻底	0.912***	5.315	1.391
	医生对诊疗过程解释合理	0.929***	5.538	1.305
	医生对诊疗过程解释及时详细	0.925***	5.440	1.379
正直 AVE=0.773 CR=0.911	医生诚实面对患者	0.879***	5.791	1.234
	医生公平公正对待患者	0.912***	5.793	1.321
	医生具有良好的道德准则	0.846***	5.881	1.262
善意 AVE=0.767 CR=0.908	医生体现出对患者的关爱	0.821***	5.675	1.379
	医生为患者着想	0.900***	5.679	1.326
	医生考虑到患者的感受	0.904***	5.707	1.410
能力 AVE=0.684 CR=0.865	医生有能力满足患者需求	0.707***	5.616	1.270
	医生能力毋庸置疑	0.819***	5.364	1.339
	医生水平值得信赖	0.939***	5.681	1.261

续表

维度及其测量条目		因子负荷	均值	标准差
信任意向 AVE=0.674 CR=0.892	我非常信任这家医院	0.804***	5.667	1.173
	医生总从患者利益出发,制定诊疗方案	0.758***	5.362	1.325
	医生专业水平值得信赖	0.829***	5.673	1.224
	医生诚实可靠	0.888***	5.742	1.235
行为意向 AVE=0.642 CR=0.877	下次就医时,我还来这家医院	0.862***	5.681	1.332
	我会将这家医院推荐给亲朋好友	0.758***	5.319	1.541
	这家医院是我今后就医首选	0.781***	5.198	1.471
	我愿意正面宣传这家医院	0.799***	5.765	1.370

注：AVE为平均变异萃取量，CR为潜在变量的组成信度。

最后，运用多因素模型验证式因素分析检验模型结构效度。分别设置单因素模型，即所有变量条目测量的是同一维度；三因素模型，即信任意向和行为意向所有条目测量的是同一维度，过程公平、交互公平、结果公平和信息公平所有条目测量的是同一维度，感知正直信念、感知善意信念、感知能力信念所有条目测量的是同一维度；四因素模型，即信任意向，行为意向，过程公平、交互公平、结果公平和信息公平所有条目测量的是同一维度，感知正直信念、感知善意信念、感知能力信念所有条目测量的是同一维度；七因素模型，即过程公平、交互公平、结果公平、信息公平、信任意向和行为意向，感知正直信念、感知善意信念、感知能力信念条目测量的是同一维度；九因素模型，即过程公平、交互公平、结果公平、信息公平、感知正直信念、感知善意信念、感知能力信念、信任意向和行为意向。多因素模型验证式因素分析结果如表4-2所示，九因素模型的拟合指数效果最好，说明本书构建的概念模型具有较好的结构效度，可以继续用于后面的分析。

表4-2　多因素模型验证式因素分析结果

	χ^2/df	χ^2	df	GFI	NFI	IFI	TLI	RMSEA
单因素模型	9.256	4294.888	464	0.612	0.731	0.753	0.736	0.127
三因素模型	7.894	3639.322	461	0.643	0.772	0.795	0.779	0.116
四因素模型	7.344	3363.553	458	0.662	0.790	0.813	0.797	0.112
七因素模型	4.224	1871.108	443	0.802	0.883	0.908	0.897	0.080
九因素模型	2.949	1262.159	428	0.863	0.921	0.946	0.938	0.062

4.4.2 主要变量的描述性统计分析结果

首先，对变量进行相关分析，初步了解变量间关系，结果如表4-3所示。由表4-3可知，主要测量变量服务公平、信任信念、信任意向和行为意向相互间均显著相关，为变量间的中介作用和进一步检验假设提供支持。此外，控制变量中，只有性别与收入水平存在显著相关，其他影响变量相互之间多存在显著相关，相关系数较小。因此，在服务沟通过程中服务公平与顾客行为意向关系的探讨中，需排除性别、年龄、受教育程度、路程时间、收入水平、感知严重程度和收费价格等控制变量的作用。

4.4.3 中介作用分析——分层回归分析

为了进一步检验服务公平对顾客行为意向的影响，基于社会交换理论信任的中介作用，依据 Baron 和 Kenny（1986）方法进行检验，采用分层回归方法对调研数据进行系统分析，具体如下。

（1）对中介变量信任信念（感知正直信念、感知善意信念、感知能力信念）的回归分析：分别以感知正直信念、感知善意信念和感知能力信念为因变量，分两步引入自变量，首先引入控制变量，然后引入自变量，即过程公平、交互公平、结果公平和信息公平（见表4-4模型1至模型6）。

表4-3 变量相关性分析

变量	性别	年龄	受教育程度	路程时间	病情严重程度	收入水平	收费价格	正直	善意	能力	过程公平	交互公平	结果公平	信息公平	信任意向
年龄	−0.002														
受教育程度	0.070	−0.427**													
路程时间	−0.035	−0.143**	0.018												
病情严重程度	−.025	0.124**	−0.103*	0.173**											
收入水平	0.125**	0.000	0.367**	0.012	−0.019										
收费价格	−0.063	−0.142**	0.111*	0.326**	0.152**	−0.001									
正直	−0.001	0.272**	−0.211**	−0.234**	0.040	−0.133**	−0.262**								
善意	−0.030	0.238**	−0.199**	−0.238**	0.021	−0.111*	−0.290**	0.763**							
能力	−0.028	0.170**	−0.112*	−0.123**	0.011	−0.072	−0.178**	0.625**	0.657**						
过程公平	−0.054	0.176**	−0.189**	−0.170**	0.058	−0.129**	−0.255**	0.641**	0.707**	0.558**					
交互公平	−0.014	0.223**	−0.210**	−0.199**	0.014	−0.113*	−0.266**	0.726**	0.807**	0.665**	0.726**				
结果公平	−0.012	0.190**	−0.181**	−0.167**	0.004	−0.071	−0.308**	0.647**	0.746**	0.646**	0.679**	0.739**			
信息公平	−0.007	0.174**	−0.131**	−0.168**	0.060	−0.033	−0.256**	0.668**	0.700**	0.584**	0.640**	0.709**	0.726**		
信任意向	−0.044	0.191**	−0.208**	−0.125**	0.098*	−0.101*	−0.186**	0.733**	0.752**	0.689**	0.677**	0.759**	0.724**	0.721**	
行为意向	−0.018	0.206**	−0.210**	−0.069	0.062	−0.017	−0.183**	0.599**	0.593**	0.514**	0.529**	0.569**	0.585**	0.597**	0.711**

注：**在0.01水平（双侧）上显著相关，*在0.05水平（双侧）上显著。

表4-4 对中介变量信任信念分层回归分析结果

	解释变量	因变量					
		正直		善意		能力	
		模型1	模型2	模型3	模型4	模型5	模型6
控制变量	性别	−0.002	0.039	−0.074	−0.027	−0.065	−0.029
	年龄	0.012***	0.006**	0.009**	0.003	0.008**	0.003
	受教育程度	−0.055	0.003	−0.066	0.006	−0.008	0.056
	路程时间	−0.004**	−0.002*	−0.004**	−0.002*	−0.002	0.000
	感知严重程度	0.078	0.016	0.067	0.007	0.032	−0.015
	收入水平	−0.128*	−0.077*	−0.092	−0.029	−0.076	−0.027
	收费价格	−0.247***	−0.014	−0.295***	−0.024	−0.198**	0.046
自变量	过程公平		0.139**		0.148***		0.052
	交互公平		0.349***		0.420***		0.353***
	结果公平		0.086		0.218***		0.292***
	信息公平		0.233***		0.126**		0.101*
模型统计量	R^2	0.169	0.610	0.165	0.727	0.066	0.505
	调整R^2	0.158	0.601	0.153	0.721	0.053	0.494
	ΔR^2		0.441		0.562		0.439
	F值	14.631***	70.921***	14.206***	120.845***	5.092***	46.290***

注：***$p<0.001$，**$p<0.01$，* $p<0.05$；回归分析中变量均已进行中心化处理；表格中所报告的回归系数为非标准化回归系数。

（2）对中介变量（信任意向）的回归分析：以不确定为因变量，分三步引入变量，首先引入控制变量，然后引入自变量过程公平、交互公平、结果公平和信息公平，再分别引入中介变量信任信念（感知正直信念、感知善意信念、感知能力信念），如表4-5模型7至模型11所示。

表4-5 对中介变量信任意向分层回归分析结果

解释变量		信任意向				
		模型7	模型8	模型9	模型10	模型11
控制变量	性别	−0.084	−0.037	−0.048	−0.031	−0.030
	年龄	0.006	0.000	−0.002	−0.001	−0.001
	受教育程度	−0.107*	−0.039	−0.040	−0.040	−0.052
	路程时间	−0.002	0.000	0.001	0.001	0.000
	感知严重程度	0.134*	0.065*	0.061*	0.064*	0.069*
	收入水平	−0.059	−0.005	0.016	0.002	0.001
	收费价格	−0.211***	0.067	0.071*	0.072*	0.056
自变量	过程公平		0.133**	0.095*	0.099*	0.121**
	交互公平		0.330***	0.234***	0.234***	0.249***
	结果公平		0.221***	0.197***	0.171***	0.154***
	信息公平		0.249***	0.186***	0.221***	0.226***
中介变量	正直			0.274***		
	善意				0.228***	
	能力					0.230***
模型统计量	R^2	0.102	0.682	0.712	0.697	0.709
	调整 R^2	0.090	0.675	0.705	0.689	0.702
	$\triangle R^2$		0.580	0.03	0.015	0.027
	F值	8.172***	97.470***	102.374***	95.289***	100.905***

注：$***p<0.001$，$**p<0.01$，$*p<0.05$；表格中所报告的回归系数为非标准化回归系数。

(3) 对因变量（行为意向）的回归分析：以顾客行为意向为因变量，分三步引入变量，首先引入控制变量，然后引入自变量，即过程公平、交互公平、结果公平和信息公平，再引入中介变量（信任意向），如表4-6模型12、模型13和模型14所示。

表4-6 对因变量顾客行为意向分层回归分析结果

解释变量		顾客行为意向		
		模型12	模型13	模型14
控制变量	性别	−0.048	−0.011	0.010
	年龄	0.007*	0.002	0.002
	教育程度	−0.141**	−0.092*	−0.071*
	路程时间	0.000	0.002	0.001
	收入水平	0.072	0.014	−0.022*
	感知严重程度	0.052	0.087	0.089
	收费价格	−0.215***	0.003	−0.033
自变量	过程公平		0.112*	0.039
	交互公平		0.135*	−0.045
	结果公平		0.196**	0.075
	信息公平		0.276***	0.140*
中介变量	信任意向			0.547***
模型统计量	R^2	0.092	0.442	0.538
	调整 R^2	0.079	0.538	0.527
	ΔR^2		0.350	0.096
	F值	7.238***	35.892***	48.328***

注：***$p<0.001$，**$p<0.01$，* $p<0.05$；回归分析中变量均已进行中心化处理；表格中所报告的回归系数为非标准化回归系数。

如表4-4所示，首先，分别检验了控制变量对信任信念中感知正直信念、感知善意信念和感知能力信念的作用（模型1、模型3和模型5）。其次，检验了过程公平、交互公平、结果公平和信息公平分别对感知正直信念、感知善意信念和感知能力信念的影响（模型2、模型4和模型6）。得出：过程公平（$\beta=0.139$，$p<0.01$）、交互公平（$\beta=0.349$，$p<0.001$）和信息公平（$\beta=0.233$，$p<0.001$）对顾客感知服务人员的正直信念有显著正向影响，结果公平对正直信念影响不显著；过程公平（$\beta=$

0.148，$p<0.001$）、交互公平（$\beta=0.420$，$p<0.001$）、结果公平（$\beta=0.218$，$p<0.001$）和信息公平（$\beta=0.126$，$p<0.01$）对顾客感知的服务人员善意信念有显著正向影响，过程公平对能力信念的影响不显著；交互公平（$\beta=0.353$，$p<0.001$）、结果公平（$\beta=0.292$，$p<0.001$）和信息公平（$\beta=0.101$，$p<0.05$）对顾客感知的服务人员感知正直信念有显著正向影响。

同时，如表4-5所示，根据模型7和模型8，过程公平（$\beta=0.133$，$p<0.01$）、交互公平（$\beta=0.330$，$p<0.001$）、结果公平（$\beta=0.221$，$p<0.001$）和信息公平（$\beta=0.249$，$p<0.001$）对信任意向有显著正向影响。根据模型9可知，在模型8基础上加入变量感知正直信念，过程公平（$\beta=0.095$，$p<0.05$）、交互公平（$\beta=0.234$，$p<0.001$）、结果公平（$\beta=0.197$，$p<0.001$）和信息公平（$\beta=0.186$，$p<0.001$）对医疗消费者信任意向路径影响系数变小，感知正直信念对信任意向也存在正向显著影响（$\beta=0.274$，$p<0.001$），R^2增加0.03，变化显著。根据数据分析，表明正直信念分别在过程公平、交互公平、结果公平和信息公平与正直信念之间存在部分中介作用。

根据模型10可知，模型10在模型8基础上加入感知善意信念变量，过程公平（$\beta=0.099$，$p<0.05$）、交互公平（$\beta=0.234$，$p<0.001$）、结果公平（$\beta=0.171$，$p<0.001$）和信息公平（$\beta=0.221$，$p<0.001$）对医疗消费者信任意向路径影响系数变小，R^2增加0.015，变化显著。根据数据分析，表明正直信念分别在过程公平、交互公平、结果公平和信息公平与善意信念之间存在部分中介作用。

根据模型11可知，模型11在模型8基础上加入变量感知能力信念，过程公平（$\beta=0.121$，$p<0.05$）、交互公平（$\beta=0.249$，$p<0.001$）、结果公平（$\beta=0.154$，$p<0.001$）和信息公平（$\beta=0.226$，$p<0.001$）对医疗消费者信任意向路径影响系数变小，R^2增加0.027，变化显著。根据数据

分析，表明能力信念分别在过程公平、交互公平、结果公平和信息公平与善意信念之间存在部分中介作用。

因此，根据模型2、模型8和模型9可知，感知正直信念在过程公平、交互公平和信息公平与信任意向之间存在部分中介作用，在结果公平与信任意向之间中介作用不明显，H3a、H3b和H3d成立，H3c不成立。根据模型4、模型8和模型10可知，感知善意信念在过程公平、交互公平、结果公平和信息公平与信任意向之间存在部分中介作用，H4a、H4b、H4c和H4d成立。根据模型6、模型8和模型11可知，感知能力信念在交互公平、结果公平和信息公平与信任意向之间存在部分中介作用，在过程公平与信任意向之间中介作用不明显，H5b、H5c和H5d成立，H5a不成立。

如表4-6模型13所示，检验了过程公平、交互公平、结果公平和信息公平对行为意向的影响，这4个变量与行为意向均有显著正向相关关系，结果显示，过程公平（$\beta=0.112$，$p<0.05$）、交互公平（$\beta=0.135$，$p<0.05$）、结果公平（$\beta=0.196$，$p<0.01$）和信息公平（$\beta=0.276$，$p<0.001$）对顾客行为意向均有显著正向影响，H1a、H1b、H1c和H1d成立。模型14在模型13基础上，运用多层次回归分析方法，加入中介变量信任意向，过程公平、交互公平和结果公平对顾客行为意向路径影响系数不显著，信息公平对顾客行为意向路径影响系数显著变小，R^2增加0.096，变化显著。结果表明，信任意向分别在过程公平、交互公平和结果公平与顾客行为意向之间存在完全中介作用，在信息公平与顾客行为意向之间存在部分中介作用，H2a、H2b、H2c和H2d成立。

4.4.4 模型假设检验结果

综上所述，通过定量分析，对本研究提出的假设均进行验证，大部分假设均成立。有2个假设不成立：感知正直信念介于结果公平与信任意向之间的中介关系不显著，感知能力信念介于过程公平与信任意向之间的中介关系不显著，具体结果见表4-7。

表4-7 假设检验结果

假设	预测变量关系	检验结果
H1a	过程公平对顾客行为意向有显著正向影响	显著
H1b	交互公平对顾客行为意向有显著正向影响	显著
H1c	结果公平对顾客行为意向有显著正向影响	显著
H1d	信息公平对顾客行为意向有显著正向影响	显著
H2a	信任意向中介于过程公平与行为意向之间的关系	显著
H2b	信任意向中介于交互公平与行为意向之间的关系	显著
H2c	信任意向中介于结果公平与行为意向之间的关系	显著
H2d	信任意向中介于信息公平与行为意向之间的关系	显著
H3a	感知正直信念中介于过程公平与信任意向之间的关系	显著
H3b	感知正直信念中介于交互公平与信任意向之间的关系	显著
H3c	感知正直信念中介于结果公平与信任意向之间的关系	不显著
H3d	感知正直信念中介于信息公平与信任意向之间的关系	显著
H4a	感知善意信念中介于过程公平与信任意向之间的关系	显著
H4b	感知善意信念中介于交互公平与信任意向之间的关系	显著
H4c	感知善意信念中介于结果公平与信任意向之间的关系	显著
H4d	感知善意信念中介于信息公平与信任意向之间的关系	显著
H5a	感知能力信念中介于过程公平与信任意向之间的关系	不显著
H5b	感知能力信念中介于交互公平与信任意向之间的关系	显著
H5c	感知能力信念中介于结果公平与信任意向之间的关系	显著
H5d	感知能力信念中介于信息公平与信任意向之间的关系	显著

4.5 结论和启示

4.5.1 研究结论

首先，服务公平对医疗消费者就医行为意向具有显著正向影响，过程公平、交互公平、结果公平和信息公平均对医疗消费者就医行为意向具有显著正向影响。在诊疗过程中，服务公平可通过制定严格的规章制度和符合道德伦理规范的就诊程序，为医疗消费者提供可随意表达想法和感受的环境，以及针对不满可随时投诉的渠道进行改善；交互公平可通过对待医疗消费者有礼貌、顾及医疗消费者的自尊、尊重医疗消费者、沟通过程中没有不当言论进行改善；结果公平可通过使得医疗消费者得到合理且良好治疗，对于医疗水平和费用的感知是相匹配等方面进行改善；信息公平可通过医生对诊疗过程解释清晰、彻底、合理、及时详细进行改善，通过这些方式进一步引导医疗消费者就医行为意向。

其次，在服务公平与消费者就医行为意向关系中，信任意向具有重要的中介作用。信任意向在过程公平、交互公平、结果公平和信息公平与就医行为意向之间都具有显著中介作用。通过改善医疗消费者沟通过程中对服务公平的感知，可让医疗消费者信任该医院，认为医院医生诚实可靠、专业水平值得信赖，并会对医生总从医疗消费者利益出发以及制定诊疗方案的信任意向增强。

最后，在服务公平与信任意向之间的关系中，信任信念具有中介作用，是影响信任意向的重要前置因素。感知正直信念在过程公平、交互公平和信息公平与信任意向之间中介作用显著，在结果公平和信任意向之间中介作用不显著；感知善意信念在过程公平、交互公平、结果公平和信息公平与信任意向之间中介作用显著；感知能力信念在交互公平、结果公平和信息公平与信任意向之间中介作用显著，在过程公平与信任意向之间中介作用不显著。

4.5.2 管理启示

首先，医疗服务机构制定严格的规章制度，构建符合社会道德伦理规范的就医环境，为医疗消费者提供可随意表达想法和感受的渠道，以及在医疗消费者发生不满时可以进行沟通协调的方式，以保证医疗消费者接受医疗服务时的感知公平，使得医疗服务面对每个个体都是无差异的，对待医疗消费者一视同仁，实施统一标准，保证服务程序一致性，在一定范围内维持就医的最佳秩序，简化就医流程，避免复杂化，提高就医效率。

其次，构建良好和谐发展就医氛围。医生对待医疗消费者有礼貌，会顾及医疗消费者的自尊，表现出对医疗消费者的尊重；同时针对医疗服务行业严重信息不对称现象，医生对诊疗相关信息解释清楚明了，为医疗消费者提供文明语言环境沟通氛围，增强交互公平和信息公平，增强医生可信度，使医疗消费者感知到病情得到合理良好治疗，以期缓解医疗消费者的焦虑和不确定性。政府部门可通过增加医疗费用补贴、加强医疗服务保障等方式，使医疗消费者对医疗水平和费用的匹配度感知增强。

基于过程公平、交互公平、结果公平和信息公平等方面的改革，营造公平和谐良好的医疗服务环境，增强医疗消费者对医生信任信念的感知，有利于改善医患关系之间的信任意向，进而使得医疗消费者信任医生，传播相应正面口碑，改善医疗消费者与医生之间关系，使得两者之间关系进入和谐发展状态。

第5章　医疗服务沟通风格对就医满意度的影响

5.1 问题提出

目前，服务行业范围正在不断扩大，复杂性日益增强，服务人员与消费者沟通的重要性日益凸显。同时，在诸多研究领域中，服务人员与消费者之间的沟通也备受研究者的关注，如社会学、组织行为学、心理学等。沟通具有三个基本要素，即信息发出方、信息接收方和信息反馈。互动是信息发出方将信息内容传递给信息接收方，且双方不断进行反馈以调整信息内容和反馈情况。由此依据沟通和互动的含义，服务人员与消费者之间的沟通可理解为服务人员与消费者之间的互动。有研究证明，服务人员和消费者之间的良好互动对于企业和消费者都是有利的。一方面，互动能给企业带来好处：当企业以互动为导向时，企业的新服务开发和服务创新绩效能得以提高，企业更能面对大数据环境下带来的挑战（田宇和杨艳玲，2016）；另一方面，企业和顾客的互动可改善服务质量，互动的频率和互动质量会显著影响员工的工作效率，进而影响服务满意度（黄倩和谢朝武，2017）。

但是，并非所有的沟通或互动都能使得企业或消费者获利。社会支持理论提出，根据不同沟通风格的差异，社会支持存在有效支持和无效支持。社会支持是人们感受到的情感、信息、物质、工具等方面的关心和支持，有效的关心和支持能降低个体的心理焦虑、负荷等，有助于提供和接受支持的双方建立良好关系（Zheng et al.，2016）。Sheth（1976）基于沟通双方所采用的沟通方式和习惯提出三种沟通风格：交互导向型沟通、任务导向型沟通和自我导向型沟通。通过这些不同沟通风格，医生与医疗消费者之间的沟通会出现有效沟通和无效沟通。同时，基于社会支持理论，只有有效的沟通才能建立有效的社会支持。由此，本书对服务人员与消费者的沟通风格进行研究，以医疗服务为背景，探讨医生的不同沟通风格对医疗消费者满意度的影响，了解何种沟通风格能构建有效沟通，增强医疗消费者对于有效社会支持的感知，进而增强医疗消费者的服务满意度。

如今，有许多学者对服务人员沟通风格与服务满意度之间的关系进行研究，且沟通的相关研究大多是针对零售业等企业，其中两者之间具体的内在作用机制的关键变量不确定，尤其是以医疗服务为研究背景的实证研究几乎没有。根据社会交换理论，人与人之间的互动过程是一种利益或情感的交换过程，信任是社会交换过程中的核心影响变量（冯必扬，2011）。进行社会交换行为的前提条件是，交换双方以自我利益为核心，相互依赖，交换资源，以期达到互利状态。由此表明，依据社会交换理论，信任在医生与医疗消费者的沟通与医疗消费者满意度之间存在中介作用。影响信任的重要前置因素是信任信念，信任信念包括委托方对被委托方正直信念、善意信念和能力信念的期望，会显著影响行为意向（罗汉洋等，2016）。因此，信任意向和信任信念在沟通与服务满意度之间可能存在中介作用。

目前，医疗消费者在就诊过程中与服务人员的沟通，已成为学者和行业探讨和亟须改善的问题，这同时也是提升医疗消费者满意度和改善服务的重要推动力。因此，为了深入探讨医疗服务环境下服务人员沟通风格对医疗消费者的服务满意度的影响，以及信任在这个过程中的作用机制，本书基于“刺激—反应—行为”研究范式，结合社会交换理论和社会支持理论，以不同风格的沟通为外部刺激变量，以信任为反应变量，以医疗消费者满意度为行为变量，探讨医疗服务环境中医疗服务人员沟通风格是如何通过影响医疗消费者对于医疗服务人员的信任等心理活动，继而影响医疗消费者满意度的作用机制。

5.2 研究假设

5.2.1 服务人员不同沟通风格对医疗消费者就医满意度的影响

在服务的过程中，服务人员通常被认为是该领域的专家，顾客随时与他们分享信息。因此，服务人员的行为会影响顾客对服务人员自身和其所提供的服务的满意程度。在人际相互依赖理论中，社会成员之间的互动会影响个体相互之间的行为和结果（Kelley，1983）。由此也表明，沟通会影响医生与医疗消费者的行为和结果。目前，学者们对于顾客满意度的相关研究已日趋成熟。很早有学者提出，消费者满意是根据消费者经验所形成消费经历与消费之前消费者期望进行比较所产生情感状态（Oliver，1980）。之后学者提出，将消费者满意定义为消费者实际对于服务或产品的感知情况和期望之间的差异函数（Kotler，2010）。消费者满意常常会作为企业评估与消费者之间关系的基本准则，是企业经营的固定目标，也是企业运行的基本导向（Munari et al.，2013）。因此，医生与医疗消费者之间的沟通可能会影响医疗消费者满意度。

沟通主要有五个功能：（1）增强个体对服务或产品的期望；（2）提醒个体过去的满意经验以及行为结果；（3）增强交互双方对于服务或产

品的行为；(4) 通过加强预期促进个体行为；(5) 通过交互说服双方改变各自期望（Sheth，1976）。基于沟通内容和方式的差异，分为交互导向型沟通、任务导向型沟通和自我导向型沟通三种不同风格的沟通，不同风格沟通能反映出对于沟通过程的个人主义偏好和规范性期望。因此，若医生以不同沟通风格与医疗消费者进行沟通，医疗消费者的就医满意度可能存在差异。

(1) 交互导向型沟通对医疗消费者就医满意度的影响

在以交互为导向的沟通过程中，个性化和社会化是沟通的重要部分，服务人员常常会忽略手头的任务，重视建立与消费者的关系。在实际沟通中，注重交互导向型沟通的服务人员总是在第一时间寻求与消费者建立私人关系，当服务人员与消费者关系较亲密时，服务人员会更愿意告知消费者更多详细信息，更愿意为消费者争取折扣，为消费者提供更加个性化的定制服务，服务人员这种沟通会增强消费者对于得到特殊待遇的感知（刘文华等，2015）。由此，在医生和医疗消费者之间的亲密关系建立或加深后，医生可能更愿意告知医疗消费者相关诊疗信息，而医疗消费者更愿意相信医生会以医疗消费者利益为出发点。通过交互导向型沟通，医生将医院的文化、医疗消费者的诊疗方案等信息传递给医疗消费者，同时医生对医疗消费者付出情感上的关怀，医疗消费者得以安心就诊、接受诊疗服务，两者之间更可能建立良好关系，使得医疗消费者就医满意度增强。因此，本书提出以下假设：

H1a　交互导向型沟通对医疗消费者就医满意度有显著正向影响。

(2) 任务导向型沟通对医疗消费者就医满意度的影响

注重任务导向型风格沟通的服务人员会倾向于按照流程为顾客提供服务，以较为规范的手段和策略完成沟通过程。根据定义可知，交互导向型沟通和任务导向型沟通均属于以顾客需求为导向的沟通。但是，与交互导向型沟通不同的是，任务导向型沟通会比较注重手头的任务、目标明确、注重效率，其次才是注重建立与他人的关系。顾客的购买行为重要性越强时，顾客会越注重以顾客为导向的销售行为，会更倾向于对这样的服务人员提出自己的诉求（Homburg et al.，2011）。类似地，在医疗服务过程中，医疗消费者就医目的是解决自身心理或身体所出现的问题，医疗消费者期望能获得医生帮助从而恢复自身健康，使得病情相关的问题能得到充分解决。因此，在医疗消费者感受到医生在帮自己解决问题时，医疗消费者对医生服务的满意度会增强。由此，本书提出以下假设：

H1b　任务导向型沟通对医疗消费者就医满意度有显著正向影响。

（3）自我导向型沟通对医疗消费者就医满意度的影响

在提供服务的过程中，注重自我导向型沟通的服务人员更注重其自身利益，常常阻碍交易过程，以自我为服务导向。例如，注重自我导向型沟通的服务人员通常会不合时宜地说很多关于其自身情况，而对于交易过程中的顾客给予较少关注，较少听取顾客需求，比较疏远顾客。相较于另外两种风格的沟通，注重自我导向型沟通的服务人员对于他人的意见接受较难，容易与顾客之间产生意见不一致，导致顾客的消极评价。角色理论提出，当服务人员没有提供满足顾客期望的服务，有时就会产生负面后果（Homburg et al.，2011）。如零售商在服务过程中，服务人员向顾客推销的服务或产品可能并非顾客实际需求的服务或产品，而在这一过程中，服务人员这样的行为很容易引起顾客反感，为服务带来负面影响或负面口碑，降低顾客满意度。医疗服务的信息不对称十分显著，医生和医疗消费者的经济利益可能存在不一致，医生可能会为了获取其自身的经济利益而夸大医疗消费者需求，如利用信息优势使得医疗消费者消费过多医疗服务和药品、造成小病大治等（田森等，2017）。由此，在医疗服务过程中，以自我为导向进行沟通的医生可能会追求其自身的经济利益而不顾医疗消费者利益。因此，本书提出以下假设：

H1c 自我导向型沟通对医疗消费者就医满意度有显著负向影响。

5.2.2 信任意向在沟通风格和就医满意度关系中的中介作用

服务过程是一种交换关系过程，是服务人员为顾客提供服务与顾客对服务人员信任和满意的交换。在服务过程中，信任是交换关系中的重要变量。社会交换理论提出，社会中人与人的互动都是一种交换过程，是双方资源的交换，受理性支配，趋向于收益最大而成本最小（Emerson，2013）。社会交换理论为理解人与人之间的关系提供了理论依据，解释了信任在人与人之间关系中的作用。根据社会交换理论思想，信任可看作是顾客与服务人员社会关系建立后，服务人员基于顾客的信任会以积极的行为回报顾客。目前，有学者对信任在顾客与服务人员之间关系中的作用进行了研究。如以4S店为服务对象，在服务人员为顾客提供服务时，服务人员需要技术支撑，而顾客一般并不具备相应的、充分的技术和知识，因此顾客对服务人员的服务结果做出的判断是基于服务人员能力和态度。不同服务人员的不同沟通风格，影响顾客对信任利益的感知，从而进一步影响顾客对服务的忠诚度，信任利益在服务沟通风格和顾客忠诚之间起中介作用（刘文华等，2015）。

医生与医疗消费者之间的沟通可视为社会交换的一种形式，通过医生以不同风格沟通将服务传递给医疗消费者，医生和医疗消费者双方通过沟通，保持交换关系，医疗消费者会对医生产生主观感知，包括通过交换获得的对收益与成本的主观感知，使得医生获得医疗消费者对其的信任。医疗服务行业是典型的信息不对称行业，医疗消费者对医疗专业知识缺乏完整的线索或担保，从而产生信息不完整，继而可能让医疗消费者感知更多的不确定性和风险，医生与医疗消费者之间的沟通体现在信息和情感交换。一方面，医疗消费者向医生提供信息是医生进行诊断的线索，医生根据医疗消费者所提供的线索以及医疗消费者自身的特点和需求即能进行更为精准的诊断，降低医疗消费者的就医风险；另一方面，通过医生对医疗消费者的诊断，能使医疗消费者更加清晰地掌握诊疗方案，获得医疗消费者不同程度的信任，从而医疗消费者对于医生会有感激和相互理解的反应。

（1）信任意向在交互导向型沟通与医疗消费者就医满意度之间的关系

注重交互导向型沟通的服务人员会重视与客户建立良好关系，重视顾客需求，以期建立长期良好合作关系，是顾客关系导向型。当服务人员重视顾客需求时，通过建立与顾客良好关系，能使顾客体验得到满足，继而产生服务满意度（蒋婷，2014）。当服务人员采取交互导向型风格沟通时，顾客能感知服务人员对其的关心，进而获取社会支持，降低焦虑，增强对服务人员的信任，建立良好关系（刘文华等，2015）。基于社会交换理论思想，服务人员对顾客的关爱，能获得顾客对服务人员的信任。在医疗服务场景中，存在严重的信息不对称，医疗消费者对医疗信息了解较少，医生建立与医疗消费者之间良好关系，通过释放出温暖、友好等信号，使得医疗消费者获得更多的情感支持，医疗消费者会更愿意相信医生从医疗消费者利益出发、为医疗消费者考虑，增强医疗消费者对医生的信任，从而降低医疗消费者就医焦虑，提升医疗消费者满意度。这些表明，交互导向型沟通会影响医疗消费者信任，继而影响医疗消费者满意度。因此，本书提出以下假设：

H2a　信任意向在交互导向型沟通与医疗消费者就医满意度之间起中介作用。

（2）信任意向在任务导向型沟通与医疗消费者就医满意度之间的关系

注重任务导向型沟通的服务人员以工作任务目标为主，服务行为是以顾客导向的其中一种，服务行为包含一系列任务行为，服务人员会将其工作任务和产品描述清楚，明确顾客需求，以向顾客展示其专业和能力为主，属于功能性顾客导向（Homburg et al.，2011）。在任务导向型沟通中，服务人员最终目的是满足消费者实际需求，尽力克服满足其实际需求过程中会遇到的阻碍（郭国庆和孙乃娟，2012）。基于社会交换理论思想，服务人员尽力依照流程为顾客解决问题，使顾客对服务人员产生信服，服务提供方会以各种方式达到效率最大化，排除任何偏离任务导向或缺乏效率的任务提案，即在医疗服务过程中，医生最大效率地完成诊疗，使得医疗消费者对于医生诊疗过程结果和效率产生认可，由此影响医疗消费者对医生的满意度。因此，本书提出以下假设：

H2b 信任意向在任务导向型沟通与医疗消费者就医满意度之间起中介作用。

（3）信任意向在自我导向型沟通与医疗消费者就医满意度之间的关系

当服务人员所提供的服务是自我导向型沟通时，表明服务人员注重从其自身利益角度出发，常轻视或忽视顾客的需求和反馈。相对于消费者的需求和反馈，注重自我导向型沟通的服务人员更注重外界对其自身的奖励，包括尊严和地位，会重视其自身的难处，常给消费者造成心理上的紧张和压力感，容易使消费者产生不满、负面情绪和负面口碑等。因此，自我导向型沟通可能会降低消费者对服务人员的信任，从而进一步降低消费者满意度，因此，本书提出以下假设：

H2c 信任意向在自我导向型沟通与医疗消费者就医满意度之间起中介作用。

5.2.3 信任信念在沟通风格和信任意向中的中介作用

Morgan 和 Hunt（1994）将信任定义为交换双方中委托方对于另一方可靠性和正直性等品质的信赖程度及相关的品质，如一致性、能力、诚实和善意，是一种信念。个体信任他人，往往是因为他人是值得信任的，对他人的信任信念能激发个体信任（Flores and Solomon，1998）。Mayer等（1995）将信任意向和信任信念进行区别，信任信念包含对被委托方的三个特点，即正直信念、善意信念和能力信念，信任信念作为信任意向的前置影响因素。

信任是社会交换中的重要组成部分，伴随不同程度的信任，信任信念作为一个关系的指标会激励社会交换关系的进行，主要包括两方面：一方面，没有任何正式的合同或特定的计划能担保其中一方承担另一方可能不会履行义务的风险，只可将信任作为社会交换关系的预测变量；另一方面，信任信念常常被用来构建社会交换，如展现关心和支持的信任信念，或产生进行社会交换动机的行为（Colquitt et al.，2011）。信任信念是理解和影响信任意向的重要前置影响因素：能力信念的重点在于被委托方是否可以在当下特定行为展现出相应所需的技巧和技能，善意信念和正直信念则注重的是意愿，是受委托方是否会在过程中运用这些技能和技巧，以委托方的最大利益行事（Colquitt et al.，2011）。

（1）感知正直信念在不同沟通风格与信任意向之间的关系

正直信念表示被委托方坚持道德和伦理原则的程度，其同义词有公平、正义、一致性和实现承诺。正直信念是从理性的角度去信任对方，观察对方公平和道德特质，以期帮助个体未来处理不确定性。正直信念是消费者对服务人员的主观感知的道德特征，当服务人员积极与消费者进行互动时，会改变消费者对服务人员的主观知觉。服务人员的正直表现在于其专业规范和道德准则，如会据实相告、遵守诺言，让每个顾客都感觉受到平等待遇，可进行自由决策。通过服务人员道德方面的表现，能改变顾客对其正直信念的感知。在医疗服务的不确定性环境中，医疗消费者易感知风险。通过医生与医疗消费者的沟通，增强相互之间了解，进而对医生道德准则信任加强，医疗消费者则更可能相信医生会履行其相应的职责和道德，遵守其承诺，降低医疗消费者的感知风险。因此，本书提出以下假设：

H3a 感知正直信念在交互导向型沟通与信任意向之间起中介作用；

H3b 感知正直信念在任务导向型沟通与信任意向之间起中介作用；

H3c 感知正直信念在自我导向型沟通与信任意向之间起中介作用。

（2）感知善意信念在不同沟通风格与信任意向之间的关系

善意信念是信任方对被信任方摒除一切利益动机对信任方释放善意的认可程度。通过服务人员为消费者释放出善意，能让消费者感受到关心，创建信任方对被信任方的情感依恋，能增强信任方的情感寄托，这些善意包括忠诚度、开放性、关怀和支持等。善意信念最大的体会在于，当顾客感知到服务人员善意时，即会相信服务人员会尽力以顾客的利益为出发点，服务人员会针对消费者的任何问题提供相关支持、鼓励和帮助，如此会加强沟通的基础，建立良好的感情，增加合作意愿。因此，本书提出以下假设：

H4a 感知善意信念在交互导向型沟通与信任意向之间起中介作用；

H4b 感知善意信念在任务导向型沟通与信任意向之间起中介作用；

H4c 感知善意信念在自我导向型沟通与信任意向之间起中介作用。

（3）感知能力信念在不同沟通风格与信任意向之间的关系

能力包括被委托方的专业知识，以及在某些特殊领域可以发挥影响的技能等。能力信念是影响信任意向的重要影响因素，如在网络信任模型中，顾客对卖家能力的信任起到最重要和最直接的作用，顾客对卖家能力的感知度越高，即认为卖家能提供具有价格低、安全性好、产品质量优等优势的产品，顾客的预期越高（宋亚非和蔚琴，2013）。在医疗服务过程中，加强医疗消费者对能力的信任，可以增强医疗消费者对于就医专业度的信心，相信医生有能力给予合理的治疗。因此，本书提出以下假设：

H5a　感知能力信念在交互导向型沟通与信任意向之间起中介作用；

H5b　感知能力信念在任务导向型沟通与信任意向之间起中介作用；

H5c　感知能力信念在自我导向型沟通与信任意向之间起中介作用。

5.2.4 提出概念模型

根据以上假设，以信任信念和信任意向为中介变量，其中不同沟通风格包括交互导向型沟通、任务导向型沟通和自我导向型沟通，信任信念包括正直、善意和能力，构建医生不同沟通风格对医疗消费者就医满意度影响概念模型，具体见图5-1。

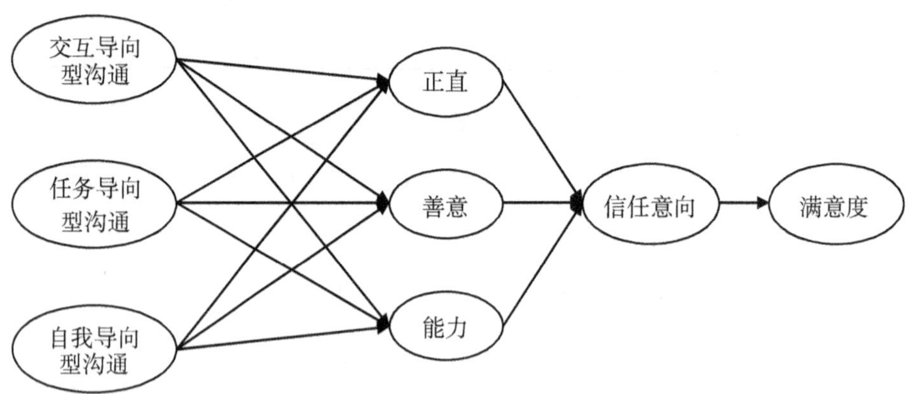

图5-1　医生不同沟通风格对医疗消费者就医满意度影响概念模型

5.3 数据来源和变量测量

5.3.1 数据来源

研究通过实地问卷调研进行数据收集，由于时间和资源的限制，主要调研地点是武汉三甲医院和社区医疗服务机构等人群流动性较大的地区，一共发放530份问卷，回收有效问卷511份，有效回收率为96.42%，具体调研过程说明如第三章中3.3.1所述。

5.3.2 变量测量

本研究以医疗服务人员不同沟通风格为外部刺激变量，以感知正直信念、感知善意信念、感知能力信念和信任意向为心理反应变量，以顾客满意度为反应变量来设计问卷。调研问卷主要包括5个部分：控制变量量表、不同沟通风格量表、信任信念量表、信任意向量表、顾客满意度量表。控制变量包括性别、年龄、受教育程度、路程时间、病情严重感知程度、感知收入水平和感知收费价格。

服务人员沟通风格。引用Sheth（1976）对于沟通风格的分类，即交互导向型沟通、任务导向型沟通和自我导向型沟通，交互导向型沟通表明医生在沟通过程中注重与医疗消费者建立良好和谐关系；任务导向型沟通表明医生以诊疗医疗消费者病情为目的，追求诊疗效率；自我导向型沟通则表明医生较专注于自己，以自己的利益为主，即有可能存在过度医疗。采用Williams和Spiro（1985）等开发的量表，交互导向型沟通包括7个测量条目："医生真心乐于帮助患者""医生容易交谈""医生喜欢帮助患者""医生容易合作""医生试图建立与患者之间良好关系""医生不仅仅把我当作患者，也是独立个体""医生很友好"；任务导向型沟通包括4个测量条目："医生努力完成诊疗过程""医生希望完成诊疗过程""医生着重点是帮患者治疗""医生希望能做好他们的工作"；自我导向型沟通包括5个测量条目："相比于患者，医生更关注自己""相比于聆听患者，医生更多表达自己观点""医生会谈论他/她自己的难题""医生试图在谈话中占据主导权""医生真心希望被患者认同"。

信任信念。量表包括感知正直信念、感知善意信念和感知能力信念，采用Mayer等（1995）开发的量表。感知正直信念包括3个测量条目："医生诚实面对患者""医生公平公正对待患者""医生具有良好的道德准则"；感知善意信念包括5个测量条目："医生善意地对待患者""医生体现出对患者的关爱""医生以患者利益为导向""医生为患者着想""医生考虑到患者的感受"；感知能力信念包括4个测量条目："医生有能力满足患者需求""医生有能力解决问题""医生能力毋庸置疑""医生水平值得信赖"。

信任意向。采用Mayer等（1995）开发的量表，信任意向包括4个测量条目："我非常信任这家医院""医生总从患者利益出发，制定诊疗方案""医生专业水平值得信赖""医生诚实可靠"。

顾客满意度。采用Fornell等（1996）开发的量表。顾客满意度包括4个测量条目："整体上，我对这家医院比较满意""这家医院的服务达到我的预期""这家医院在同类医院中处于领先水平""医院的服务让我感到满意"。

控制变量。包括性别、年龄、受教育程度、路程时间、病情严重程度、感知收入水平和感知收费价格。性别中，1表示"男"、2表示"女"；受教育程度中，1表示"小学及以下"、2表示"中学或中专"、3表示"大专"、4表示"本科"、5表示"硕士及以上"；年龄和距离请被访者直接填写，分别以"岁"和"分钟"为单位；病情严重程度，运用5级李克特量表进行测量，1表示"很轻微"、2表示"轻微"、3表示"一般"、4表示"严重"、5表示"很严重"；感知收入水平和感知收费价格运用5级李克特量表进行测量，1表示"低"、2表示"较低"、3表示"一般"、4表示"较高"、5表示"高"。具体测量条目见第三章中3.3.2所述。

5.4 实证分析

5.4.1 信度和效度分析

首先，运用正式调研所得数据，通过SPSS软件对主要变量进行信度分析，由表5-1可知，所有变量的组成信度都大于0.8，表明量表信度很好。其次，运用验证式因子分析检验主要量表结构效度，将主要测量变量进行两两自由相关。为了提高量表的可靠性和效度，我们根据验证式因子分析和组成信度的结果，对影响量表性能的条目进行了删除操作。各维度最终测量条目见表5-1。交互导向型沟通、任务导向型沟通和自我导向型沟通分别保留5个、4个和3个条目；感知正直信念、感知善意信念和感知能力信念分别保留3个、4个和3个条目；信任意向保留3个条目；顾客满意度保留3个条目。验证式因子分析结果显示，CMIN/DF＝2.329，GFI＝0.901，NFI＝0.942，ILI＝0.966，TLI＝0.960，RESMA＝0.051（见表5-2八因素模型结果），每个因子负荷都在0.001的水平下显著，且大于0.6，表明量表具有良好集中效度。组成信度（CR）都超过0.8，除变量自我导向型沟通的平均变异萃取量（AVE）值为0.593，其余变量的平均变异萃取量（AVE）值超过0.7（见表5-1），表明变量有较好的内部一致性，该测量模型有较好的收敛效度。

表 5-1　变量验证式因子分析结果

	维度及其测量条目	因子负荷	均值	标准差
交互导向型沟通 AVE=0.743 CR=0.935	医生很友好	0.851***	5.797	1.301
	医生不仅仅把我当作患者,也是独立个体	0.716***	5.356	1.549
	医生容易合作	0.923***	5.573	1.380
	医生喜欢帮助患者	0.912***	5.530	1.389
	医生容易交谈	0.891***	5.613	1.414
任务导向型沟通 AVE=0.717 CR=0.910	医生希望能做好他们的工作	0.768***	5.973	1.196
	医生着重点是帮患者治疗	0.819***	5.816	1.253
	医生希望完成诊疗过程	0.900***	6.010	1.096
	医生努力完成诊疗过程	0.892***	5.935	1.172
自我导向型沟通 AVE=0.593 CR=0.812	医生试图在谈话中占据主导权	0.735***	4.716	1.681
	相比聆听于患者,医生更多表达自己观点	0.874***	4.663	1.717
	相比于患者,医生更关注自己	0.688***	4.125	1.723
正直 AVE=0.773 CR=0.911	医生诚实面对患者	0.876***	5.791	1.234
	医生公平公正对待患者	0.909***	5.793	1.321
	医生具有良好的道德准则	0.852***	5.881	1.262
善意 AVE=0.712 CR=0.908	医生体现出对患者的关爱	0.820***	5.675	1.379
	医生以患者利益为导向	0.734***	5.296	1.572
	医生为患者着想	0.921***	5.679	1.326
	医生考虑到患者的感受	0.888***	5.707	1.410
能力 AVE=0.700 CR=0.874	医生有能力解决问题	0.748***	5.746	1.137
	医生能力毋庸置疑	0.839***	5.364	1.339
	医生水平值得信赖	0.915***	5.681	1.261

续表

	维度及其测量条目	因子负荷	均值	标准差
信任意向 AVE=0.719 CR=0.884	我非常信任这家医院	0.795***	5.667	1.173
	医生专业水平值得信赖	0.852***	5.673	1.224
	医生诚实可靠	0.892***	5.742	1.235
满意度 AVE=0.796 CR=0.921	整体上，我对这家医院比较满意	0.891***	5.881	1.070
	这家医院的服务达到我的预期	0.884***	5.705	1.218
	医院的服务让我感到满意	0.901***	5.804	1.198

注：AVE为平均变异萃取量，CR为潜在变量的组成信度。

同时，进一步比较了单因素模型，即所有变量条目测量的是同一维度；三因素模型，即信任意向和顾客满意度的所有条目测量的是同一维度，交互导向型沟通、任务导向型沟通、自我导向型沟通所有条目测量的是同一维度，感知正直信念、感知善意信念、感知能力信念所有条目测量的是同一维度；四因素模型，即信任意向和顾客满意度，交互导向型沟通、任务导向型沟通、自我导向型沟通所有条目测量的是同一维度，感知正直信念、感知善意信念、感知能力信念所有条目测量的是同一维度；六因素模型，即交互导向型沟通、任务导向型沟通、自我导向型沟通、信任意向和顾客满意度，感知正直信念、感知善意信念、感知能力信念条目测量的是同一维度；八因素模型，即交互导向型沟通、任务导向型沟通、自我导向型沟通、感知正直信念、感知善意信念、感知能力信念、信任意向和顾客满意度。多因素模型验证式因素分析结果见表5-2，八因素模型的拟合指数效果良好，说明具有较好的结构效度，可以继续用于后面的分析。

表5-2　多因素模型验证式因素分析结果

	χ^2 / *df*	χ^2	*df*	GFI	NFI	IFI	TLI	RMSEA
一因素模型	10.141	3549.382	350	0.617	0.728	0.748	0.727	0.134
三因素模型	7.328	2542.930	347	0.702	0.805	0.827	0.811	0.111
四因素模型	6.782	2333.048	344	0.722	0.821	0.843	0.827	0.106
六因素模型	4.111	1377.149	335	0.825	0.894	0.918	0.907	0.078
八因素模型	2.329	749.939	322	0.901	0.942	0.966	0.960	0.051

5.4.2 主要变量的描述性统计分析结果

本研究对变量进行相关分析，初步了解变量间关系，结果见表5-3。主要从控制变量和心理学变量两方面进行分析：（1）服务人员沟通风格中，自我导向型沟通与感知正直信念、信任意向、顾客满意度没有显著相关关系，其余变量相互间均显著相关，为进一步检验假设以及变量间的中介作用提供支持。（2）控制变量中，只有性别与收入水平存在显著相关，其他影响变量相互之间多存在显著相关关系。因此，服务人员沟通风格与顾客满意度关系的探讨中，需排除医院类型、性别、年龄、受教育程度、路程时间、收入水平、感知严重程度和收费价格等控制变量的作用。

表5-3 变量间相关性分析

变量	医院类型	性别	年龄	受教育程度	路程时间	病情严重程度	收入水平	收费价格	交互导向型	任务导向型	自我导向型	正直	善意	能力	信任意向
性别	−0.007														
年龄	−0.374**	−0.002													
受教育程度	0.238**	0.070	−0.427**												
路程时间	0.526**	−0.035	−0.143**	0.018											
病情严重程度	0.081	−0.025	0.124**	−0.103*	0.173**										
收入水平	0.078	0.125**	0.000	0.367**	0.012	−0.019									
收费价格	0.497**	−0.063	−0.142**	0.111*	0.326**	0.152**	−0.001								
交互导向型	−0.417**	0.008	0.259**	−0.207**	−0.234**	0.035	−0.145**	−0.305**							
任务导向型	−0.303**	0.000	0.197**	−0.181**	−0.136**	0.092*	−0.073	−0.213**	0.764**						
自我导向型	−0.015	0.053	0.079	0.043	0.044	0.077	0.080	0.140**	−0.134**	−0.091*					
正直	−0.390**	−0.001	0.272**	−0.211**	−0.234**	0.040	−0.133**	−0.262**	0.733**	0.736**	−0.056				
善意	−0.397**	−0.036	0.249**	−0.209**	−0.228**	0.027	−0.100*	−0.295**	0.760**	0.707**	−0.149**	0.747**			
能力	−0.201**	−0.031	0.146**	−0.118**	−0.123**	0.010	−0.071	−0.155**	0.639**	0.608**	−0.102*	0.642**	0.678**		
信任意向	−0.252**	−0.035	0.163**	−0.184**	−0.119**	0.090*	−0.091*	−0.169**	0.670**	0.695**	−0.081	0.722**	0.706**	0.687**	
满意度	−0.320**	−0.023	0.217**	−0.196**	−0.140**	0.054	−0.105*	−0.202**	0.634**	0.678**	−0.041	0.679**	0.646**	0.550**	0.782**

注：**表示在0.01水平（双侧）上显著相关，*表示在0.05水平（双侧）上显著。

5.4.3 主要假设检验——分层回归分析

为了进一步检验服务人员沟通风格对顾客满意度的影响，基于社会交换理论信任的中介作用，依据Baron和Kenny（1986）方法进行检验，采用分层多元回归方法对调研数据进行系统分析。

（1）对中介变量（感知正直信念、感知善意信念、感知能力信念）的回归分析：分别以感知正直信念、感知善意信念和感知能力信念为因变量，分两步引入自变量，首先引入控制变量，然后引入自变量（交互导向型沟通、任务导向型沟通、自我导向型沟通），如表5-4模型1至模型6所示。

（2）对中介变量（信任意向）的回归分析：以信任意向为因变量，分三步引入变量，首先引入控制变量，然后引入自变量（交互导向型沟通、任务导向型沟通、自我导向型沟通），再分别引入中介变量（感知正直信念、感知善意信念、感知能力信念），如表5-5模型7至模型11所示。

（3）对因变量（满意度）的回归分析：以顾客满意度为因变量，分三步引入变量，首先引入控制变量，然后引入自变量（交互导向型沟通、任务导向型沟通、自我导向型沟通），再引入中介变量（信任意向），如表5-6模型12、模型13和模型14所示。

表5-4　对中介变量信任意向分层回归分析结果

解释变量		因变量					
		正直		善意		能力	
		模型1	模型2	模型3	模型4	模型5	模型6
控制变量	性别	−0.002	−0.007	−0.088	−0.085	−0.067	−0.068
	年龄	0.012***	0.005*	0.009**	0.003	0.006	0.000
	受教育程度	−0.055	−0.006	−0.077	−0.028	−0.034	0.011
	路程时间	−0.004**	−0.002*	−0.004**	−0.001	−0.002	0.000

续表

解释变量		因变量					
		正直		善意		能力	
		模型1	模型2	模型3	模型4	模型5	模型6
控制变量	病情严重程度	0.078	−0.012	0.072	−0.007	0.030	−0.044
	收入水平	−0.128*	−0.060	−0.073	0.014	−0.062	0.017
	收费价格	−0.247***	−0.040	−0.306***	−0.072	−0.166**	0.046
自变量	交互导向型		0.348***		0.473***		0.435***
	任务导向型		0.437***		0.310***		0.292***
	自我导向型		0.038		−0.047		−0.020
模型统计量	R^2	0.169	0.629	0.169	0.630	0.054	0.447
	调整 R^2	0.158	0.622	0.158	0.623	0.041	0.436
	$\triangle R^2$		0.460		0.461		0.393
	F值	14.631***	84.918***	14.653***	85.313***	4.098***	40.415***

注：$^{***}p<0.001$，$^{**}p<0.01$，$^{*}p<0.05$；回归分析中变量均已进行中心化处理，表格中所报告的回归系数为非标准化回归系数。

如表5-4所示，首先，分别检验了控制变量对感知正直信念、感知善意信念和感知能力信念的作用（模型1、模型3和模型5）。其次，检验了交互导向型沟通、任务导向型沟通和自我导向型沟通分别对感知正直信念、感知善意信念和感知能力信念的影响（模型2、模型4和模型6）。得出：不同沟通风格与感知正直信念的关系为交互导向型沟通风格（$\beta=0.348$，$p<0.001$）和任务导向型沟通风格（$\beta=0.437$，$p<0.001$）对顾客感知的服务人员正直有显著正向影响，自我导向型沟通风格对感知正直信念影响不显著；不同沟通风格与善意信念的关系为交互导向型沟通风格（$\beta=0.473$，$p<0.001$）和任务导向型沟通风格（$\beta=0.310$，$p<0.001$）对顾客感知的服务人员善意有显著正向影响，自我导向型沟通风格对服

务人员善意影响不显著；不同沟通风格与能力信念的关系为交互导向型沟通风格（$\beta=0.435$，$p<0.001$）和任务导向型沟通风格（$\beta=0.292$，$p<0.001$）对顾客感知的服务人员能力有显著正向影响，自我导向型沟通风格对感知能力信念影响不显著。

同时，对不同沟通风格与顾客信任意向之间的关系进行检验。如表5-5所示，根据模型7和模型8，交互导向型沟通风格（$\beta=0.349$，$p<0.001$）和任务导向型沟通风格（$\beta=0.428$，$p<0.001$）对顾客信任意向有显著正向影响，自我导向型沟通风格对信任意向影响不显著。根据模型9可知，在模型8基础上加入变量感知正直信念，交互导向型（$\beta=0.203$，$p<0.001$）和任务导向型沟通风格（$\beta=0.244$，$p<0.001$）对顾客信任意向路径影响系数变小，R^2增加0.066，变化显著。根据模型10可知，在模型8基础上加入变量感知善意信念，交互导向型沟通风格（$\beta=0.167$，$p<0.01$）和任务导向型沟通风格（$\beta=0.309$，$p<0.001$）对顾客信任意向路径影响系数变小，R^2增加0.055，变化显著。根据模型11可知，在模型8基础上加入变量感知能力信念，交互导向型沟通风格（$\beta=0.187$，$p<0.001$）和任务导向型沟通风格（$\beta=0.319$，$p<0.001$）对顾客信任意向路径影响系数变小，R^2增加0.077，变化显著。

根据以上分析结果可知，信任信念在不同沟通风格与信任意向之间的作用如下：根据模型2、模型8和模型9可知，感知正直信念在交互导向型沟通、任务导向型沟通与信任意向之间存在部分中介作用，在自我导向型沟通与信任意向之间不存在中介作用，H3a和H3b成立，H3c不成立；根据模型4、模型8和模型10可知，感知善意信念在交互导向型沟通、任务导向型沟通与信任意向之间存在部分中介作用，在自我导向型沟通与信任意向之间不存在中介作用，H4a和H4b成立，H4c不成立；根据模型6、模型8和模型11可知，感知能力信念在交互导向型沟通、任务导向型沟通与信任意向之间存在部分中介作用，在自我导向型沟通与信任意向之间不存在中介作用，H5a和H5b成立，H5c不成立。

表5-5 对中介变量信任意向分层回归分析结果

解释变量		信任意向				
		模型7	模型8	模型9	模型10	模型11
控制变量	性别	−0.067	−0.068	−0.065	−0.035	−0.043
	年龄	0.004	−0.002	−0.004	−0.003	−0.002
	受教育程度	−0.098*	−0.048	−0.045	−0.037	−0.052
	路程时间	−0.002	0.000	0.001	0.001	0.000
	病情严重程度	0.126*	0.040	0.045	0.042	0.056
	收入水平	−0.054	0.016	0.042	0.011	0.010
	收费价格	−0.191**	0.021	0.037	0.048	0.004
自变量	交互导向型沟通		0.349***	0.203***	0.167**	0.187***
	任务导向型沟通		0.428***	0.244***	0.309***	0.319***
	自我导向型沟通		0.006	−0.011	0.023	0.013
中介变量	正直			0.421***		
	善意				0.385***	
	能力					0.373***
模型统计量	R^2	0.082	0.534	0.600	0.589	0.611
	调整 R^2	0.069	0.525	0.591	0.580	0.602
	ΔR^2			0.066	0.055	0.077
	F值	6.435***	57.292***	67.908***	65.007***	71.268***

注：***$p<0.001$，**$p<0.01$，* $p<0.05$；表格中所报告的回归系数为非标准化回归系数。

如表5-6模型13所示，检验了交互导向型沟通、任务导向型沟通和自我导向型沟通对顾客满意度的影响，结果显示交互导向型沟通（$\beta=0.254$，$p<0.001$）和任务导向型沟通（$\beta=0.466$，$p<0.001$）对顾客满意度均有显著正向影响，自我导向型沟通对顾客满意度没有显著关系，H1a和H1b成立，H1c不成立。模型14在模型13基础上，加入变量信任

意向之后，交互导向型沟通对顾客满意度路径影响系数不显著，任务导向型沟通（$\beta=0.217$，$p<0.001$）对顾客满意度路径影响系数变小，R^2增加0.158，变化显著，表明信任意向在交互导向型沟通与顾客满意度之间存在完全中介作用，信任意向在任务导向型沟通与顾客满意度之间存在部分中介作用，H2a和H2b成立，H2c不成立。

表5-6　对因变量满意度分层回归分析结果

解释变量		满意度		
		模型12	模型13	模型14
控制变量	性别	−0.045	−0.049	−0.010
	年龄	0.009**	0.002	0.004
	受教育程度	−0.076	−0.029	−0.001
	路程时间	−0.002	0.000	0.000
	病情严重程度	0.079	−0.007	−0.030
	收入水平	−0.083	−0.027	−0.037
	收费价格	−0.214***	−0.030	−0.042
自变量	交互导向型沟通		0.254***	0.051
	任务导向型沟通		0.466***	0.217***
	自我导向型沟通		0.041	0.038
中介变量	信任意向			0.581***
模型统计量	R^2	0.104	0.499	0.657
	调整R^2	0.091	0.489	0.649
	$\triangle R^2$			
	F值	8.327***	49.815***	86.914***

注：***$p<0.001$，**$p<0.01$，*$p<0.05$；回归分析中变量均已进行中心化处理；表格中所报告的回归系数为非标准化回归系数。

5.4.4 模型假设检验结果

综上所述，通过定量分析，对本研究提出的假设均进行验证，只有部分假设成立，自我导向型沟通对就医满意度影响不显著，信任意向在自我导向型沟通与就医满意度之间起中介作用不显著，感知正直信念、感知善意信念和感知能力信念分别在自我导向型沟通与信任意向之间中介作用不显著。总结归纳所有假设结果，具体见表5-7。

表5-7 假设检验结果

假设	预测变量关系	检验结果
H1a	交互导向型沟通对医疗消费者就医满意度有显著正向影响	显著
H1b	任务导向型沟通对医疗消费者就医满意度有显著正向影响	显著
H1c	自我导向型沟通对医疗消费者就医满意度有显著负向影响	不显著
H2a	信任意向在交互导向型沟通和医疗消费者就医满意度之间起中介作用	显著
H2b	信任意向在任务导向型沟通和医疗消费者就医满意度之间起中介作用	显著
H2c	信任意向在自我导向型沟通和医疗消费者就医满意度之间起中介作用	不显著
H3a	感知正直信念在交互导向型沟通与信任意向之间起中介作用	显著
H3b	感知正直信念在任务导向型沟通与信任意向之间起中介作用	显著
H3c	感知正直信念在自我导向型沟通与信任意向之间起中介作用	不显著
H4a	感知善意信念在交互导向型沟通与信任意向之间起中介作用	显著
H4b	感知善意信念在任务导向型沟通与信任意向之间起中介作用	显著
H4c	感知善意信念在自我导向型沟通与信任意向之间起中介作用	不显著
H5a	感知能力信念在交互导向型沟通与信任意向之间起中介作用	显著
H5b	感知能力信念在任务导向型沟通与信任意向之间起中介作用	显著
H5c	感知能力信念在自我导向型沟通与信任意向之间起中介作用	不显著

5.5 结论和启示

5.5.1 研究结论

首先，基于社会支持理论，服务人员不同类型的沟通风格对顾客满意度有显著影响。服务人员交互导向型沟通和任务导向型沟通对顾客满意度有显著影响，自我导向型沟通对顾客满意度没有显著影响。通过交互导向型沟通风格和任务导向型沟通风格，顾客能获得相应情感和信息的社会支持。在医疗服务情境下，我们对医生与医疗消费者之间的不同沟通风格与医疗消费者对医疗服务满意度的关系进行了初步探索，并对医疗服务中医疗消费者满意度的影响因素进行了理论和实证的拓展，进一步丰富了医患之间沟通的影响效果。

其次，信任信念是影响信任意向的重要前置影响因素，交互导向型沟通和任务导向型沟通会影响服务人员的信任信念，进而影响顾客对服务人员的信任意向。信任信念是影响信任意向的重要因素，包括感知正直信念、感知善意信念和感知能力信念。当顾客对于服务人员的正直感知度越高，即认为服务人员所提供的产品和服务均符合道德准则，不会欺骗顾客；当顾客对服务人员的善意感知度越高，即认为服务人员具备同情心和移情性特征，对顾客温和，能顾及顾客的心理感受；当顾客对服务人员的能力感知度越高，则认为服务人员能够提供有优势的服务或产品，以及对整个流程的把控能力。顾客通过与服务人员沟通，了解服务人员这三方面的特征，加强顾客对于正直信念、善意信念和能力信念的感知，继而增强顾客对服务人员的信任。

最后，基于社会交换理论，检验了信任信念和信任意向在服务人员不同类型的沟通风格与就医满意度关系间的中介效应，证实了服务人员不同沟通风格与顾客之间不仅存在直接影响，还存在间接影响。交互导向型沟通和任务导向型沟通会通过影响信任意向，进而影响就医满意度。根据社会交换理论，当医疗消费者对医生主观感知的信任信念较强，并产生了信任，认为医生会考虑医疗消费者利益，那么医疗消费者就诊过程中会积极主动处理与医生之间的关系以及相关诊疗问题。因此，通过医生提供信任的刺激因素，医疗消费者在信任医生时会表现出对服务的满意。

5.5.2 管理启示

研究发现，交互导向型沟通和任务导向型沟通在医疗服务场景中，对于医疗消费者就医满意度有显著影响。因此，鼓励和培养医疗服务人员以交互导向型沟通或任务导向型沟通与医疗消费者沟通交流，是管理的重要部分。医院组织领导者应注重营造和构建良好的沟通方式，以交互导向型和任务导向型沟通为主要沟通方式，增强沟通有效性。例如，通过奖励机制，激发医疗服务人员等主动提供有效服务沟通方式，促进医疗消费者与医疗服务人员之间的合作，使得医疗服务人员积极主动为医疗消费者解决身体和心理问题。

信任在医疗服务环境中的重要性不言而喻，尤其针对医疗服务信息不对称严重的现象，医疗消费者对医疗服务的不确定性较强，使得医疗消费者在就医时易产生焦虑。信任对于降低焦虑和不确定性有显著影响，着重注意医生为医疗消费者展现出的信任信念，包括感知正直信念、感知善意信念和感知能力信念，给予医疗消费者情感和认知的信息，使得医疗消费者信任医生，以促进医疗服务的和谐、健康、稳定发展。加强医疗消费者对医生正直方面的信任，医生表现出更多诚实的特质，言行一致，处事公正，严格遵循医生的道德准则规范；加强医疗消费者对医生善意方面的信任，对医疗消费者释放善意，以温暖的方式与医疗消费者沟通，如在与医疗消费者进行沟通过程中，对于医疗消费者多聆听、多关心医疗消费者需求、兑现承诺、真心以医疗消费者利益为出发点；加强医疗消费者对医生能力方面的信任，如加强对医生职称、专业等能力相关表现形式的介绍、加大医疗服务信息等专业知识的宣传、提供优质的服务，构建良好畅通的沟通平台。增强医疗消费者信任，激发医疗消费者正面就医情绪，促进相互之间建立良好关系，从而提升医疗消费者就医满意度。

第6章 三甲医院和社区医院的医疗服务沟通对就医行为影响的差异

6.1 问题提出

通过第三章的研究得知，在信任信念中，感知善意信念和感知能力信念对于选择三甲医院和社区医院影响有显著差异，医疗消费者对于善意信念的感知越强越倾向于选择社区医院，对能力信念的感知越强越倾向于选择三甲医院，对正直信念的感知在三甲医院和社区医院中无显著差异。由此，不同类型医院，医疗消费者对信任信念的感知存在差异，那么，信任的影响因素、后果以及路径均可能存在差异。为了比较三甲医院和社区医院中医疗服务沟通对就医行为影响作用机制的差异，本书以医院类型为调节变量作进一步检验，比较三甲医院和社区医院中医疗服务沟通对就医行为影响作用机制的差异。

多群组的结构方程模型分析检验，可用于评估同一个模型是否适配于一个样本中的不同群体，而用于分组的变量则可考虑为对该假设模型具有调节作用（吴明隆，2013）。本书运用多群组分析方法，检验不同医院类型对模型的影响。首先分别构建医疗沟通过程中三甲医院和社区医院服务公平和医生沟通风格对就医行为的影响的结构模型，然后运用

AMOS多群组进行分析，检验医院类型的调节作用。

6.2 不同医院类型医疗服务沟通感知公平对就医行为影响的差异

6.2.1 三甲医院中感知公平对就医行为意向的影响

通过多群组路径分析，得出三甲医院结构模型检验结果，如图6-1所示。图中显示了所有路径标准化系数，除了结果公平对感知正直信念的路径系数不显著外，过程公平对感知能力信念的标准化路径系数在0.01水平上显著，其余路径的标准化路径系数均在0.001水平上显著。

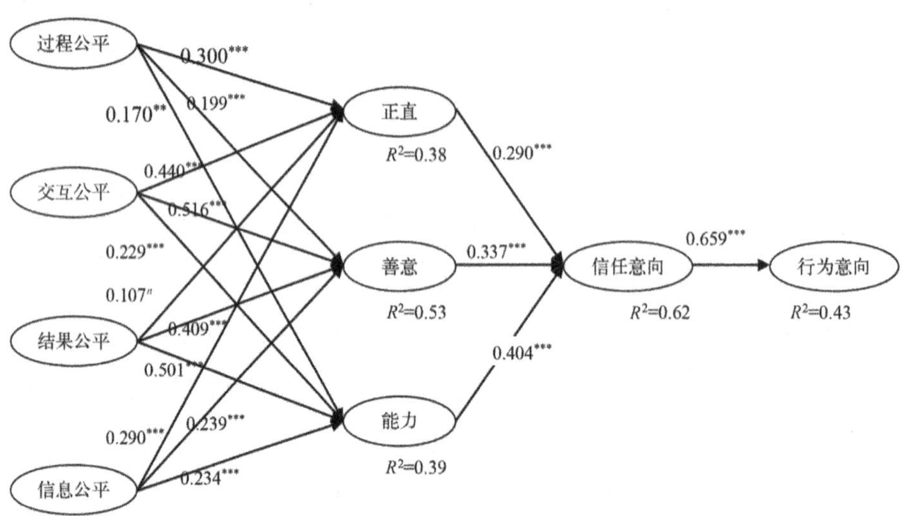

注：***$p<0.001$，**$p<0.01$，*$p<0.05$，n表示不显著，路径系数均为标准化系数。

图6-1　三甲医院医疗服务沟通感知公平对就医行为意向影响概念模型

根据检验结果，信任意向（$\beta=0.659$，$p<0.001$）是医疗消费者就医行为意向的重要影响因素，信任意向可解释行为意向43%的变异。信任信念[正直（$\beta=0.290$，$p<0.001$）、善意（$\beta=0.337$，$p<0.001$）和能力（$\beta=0.404$，$p<0.001$）]是医疗消费者信任意向的重要影响因素，感知正直信念、感知善意信念和感知能力信念可解释信任意向62%的变异。过程公平（$\beta=0.300$，$p<0.001$）、交互公平（$\beta=0.440$，$p<0.001$）和信息公平（$\beta=0.290$，$p<0.001$）是感知正直信念的重要影响变量，可解释感知正直信念38%的变异；过程公平（$\beta=0.199$，$p<0.001$）、交互公平（$\beta=0.516$，$p<0.001$）、结果公平（$\beta=0.409$，$p<0.001$）和信息公平（$\beta=0.239$，$p<0.001$）是感知善意信念的重要影响变量，可解释感知善意信念53%的变异；过程公平（$\beta=0.170$，$p<0.01$）、交互公平（$\beta=0.229$，$p<0.001$）、结果公平（$\beta=0.501$，$p<0.001$）和信息公平（$\beta=0.234$，$p<0.001$）是感知能力信念的重要影响变量，可解释感知能力信念39%的变异。

6.2.2 社区医院中感知公平对就医行为意向的影响

通过多群组路径分析，得出社区医院结构模型检验结果，如图6-2所示。图中显示了所有路径标准化系数，除了结果公平对感知能力信念的路径系数不显著，过程公平对感知正直信念的标准化路径系数和感知能力信念对信任意向的标准化路径系数在0.01水平上显著，其余路径的标准化路径系数均在0.001水平上显著。

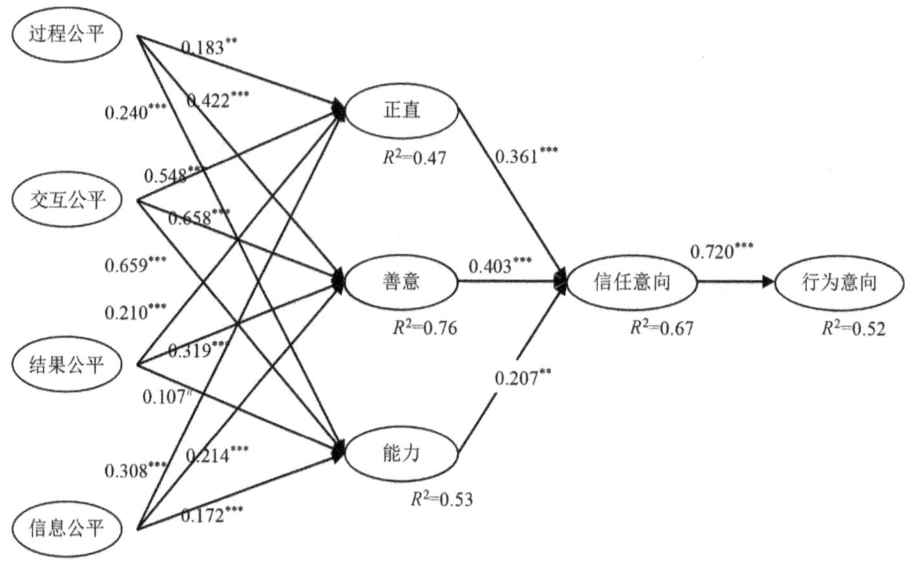

注：***$p<0.001$，**$p<0.01$，*$p<0.05$，n表示不显著，路径系数均为标准化系数。

图6-2　社区医院医疗服务沟通感知公平对就医行为意向影响概念模型

根据检验结果，信任意向（$\beta=0.720$，$p<0.001$）是医疗消费者就医行为意向的重要影响因素，信任意向可解释行为意向52%的变异。信任信念[正直（$\beta=0.361$，$p<0.001$）、善意（$\beta=0.403$，$p<0.001$）和能力（$\beta=0.207$，$p<0.01$）]是医疗消费者信任意向的重要影响因素，感知正直信念、感知善意信念和感知能力信念可解释信任意向67%的变异。过程公平（$\beta=0.183$，$p<0.01$）、交互公平（$\beta=0.548$，$p<0.001$）、结果公平（$\beta=0.210$，$p<0.001$）和信息公平（$\beta=0.308$，$p<0.001$）是感知正直信念的重要影响变量，可解释感知正直信念47%的变异；过程公平（$\beta=0.422$，$p<0.001$）、交互公平（$\beta=0.658$，$p<0.001$）、结果公平（$\beta=0.319$，$p<0.001$）和信息公平（$\beta=0.214$，$p<0.001$）是感知善意信念

的重要影响变量，可解释感知善意信念76%的变异。过程公平（$\beta=0.240$，$p<0.001$）、交互公平（$\beta=0.659$，$p<0.001$）和信息公平（$\beta=0.172$，$p<0.001$）是感知能力信念的重要影响变量，可解释感知能力信念53%的变异。

6.2.3 不同医院类型模型的差异

先设置测量模型，即限制不同医院类型中三甲医院和社区医院两个群体的回归系数相等，运用AMOS多群组进行分析，在假设预设模型为真时，预设模型与限制模型相比较，$p=0.006<0.01$，表明三甲医院和社区医院两组的测量模型系数在0.01的显著水平上有显著差异，医院类型对于测量模型具有调节作用。

预设模型与限制模型比较的结果是说明整体现象，是整体性的无差异检验，而从整体上判断是否存在调节作用，可进一步利用参数配对考察是否存在特定因素负荷量的组间效果被蒙蔽，观察两组在测量模型系数上的临界比率绝对值（荣泰生，2010）。

研究结果表明（见表6-1），在三甲医院和社区医院路径系数均显著的前提下，过程公平对感知善意信念的路径影响系数，临界比的绝对值为1.993，大于1.96，表明在0.05的显著水平下，过程公平对感知善意信念的影响具有显著差异。交互公平对感知能力信念的路径影响系数，临界比的绝对值为5.411，大于3.29，表明在0.001的显著水平下，交互公平对感知能力信念的影响具有显著差异。另外，三甲医院模型中结果公平对感知正直信念路径系数不显著，社区医院模型中结果公平对感知能力信念路径系数不显著。其余路径系数的临界比绝对值均小于1.96，即相比较的两者差异值可视为显著等于0，即没有显著差异，表示两个群组的这两条路径系数可视为相等，即在三甲医院和社区医院中，医疗服务公平对就医行为意向影响的其余路径系数均可视为相等。通过观察三甲医院和社区医院的路径系数，相较于三甲医院，社区医院过程公平对感知善意信念影响更大（$\beta=0.422>\beta=0.199$），交互公平对感知能力信念的影响更大（$\beta=0.659>\beta=0.229$）。因此，在三甲医院和社区医院，过程公平与感知善意信念之间，以及交互公平与感知能力信念之间的关系具有显著差异。

表6-1　标准化路径系数和临界比绝对值

	三甲医院	社区医院	临界比绝对值
感知正直信念←过程公平	0.300***	0.183*	1.627
感知正直信念←交互公平	0.440***	0.548***	0.177
感知正直信念←结果公平	0.107n	0.210***	0.977
感知正直信念←信息公平	0.290***	0.308***	0.465
感知善意信念←过程公平	0.199***	0.422***	1.993
感知能力信念←过程公平	0.170**	0.240***	1.138
感知善意信念←交互公平	0.516***	0.658***	0.238
感知能力信念←交互公平	0.229***	0.659***	5.411
感知善意信念←结果公平	0.409***	0.319***	1.916
感知能力信念←结果公平	0.501***	0.076n	4.759
感知善意信念←信息公平	0.239***	0.214***	0.993
感知能力信念←信息公平	0.234***	0.172***	0.591
信任意向←感知能力信念	0.404***	0.207**	1.937
信任意向←感知善意信念	0.337***	0.403***	1.640
信任意向←感知正直信念	0.290***	0.361***	1.692
行为意向←信任意向	0.659***	0.720***	0.018

注：***$p<0.001$，**$p<0.01$，*$p<0.05$，n表示不显著，路径系数均为标准化系数。

6.3 不同医院类型医疗服务沟通风格对就医行为影响的差异

6.3.1 三甲医院在沟通风格对就医满意度的影响

通过多群组路径分析，得出三甲医院结构模型检验结果（见图6–3）。图中显示了所有路径标准化系数，除了自我导向型沟通对感知正直和能力信念的路径系数不显著，自我导向型沟通对感知善意信念的标准化路径系数在0.05水平上显著，其余路径的标准化路径系数均在0.001水平上显著。

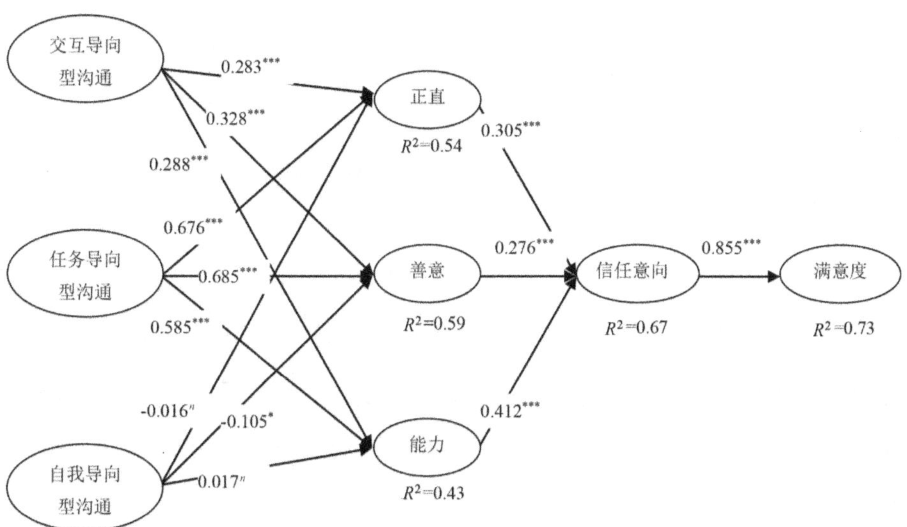

注：***$p<0.001$，**$p<0.01$，*$p<0.05$，n表示不显著，路径系数均为标准化系数。

图6–3 三甲医院医疗服务沟通风格对就医满意度的影响概念模型

根据检验结果，信任意向（$\beta=0.855$，$p<0.001$）是医疗消费者就医满意度的重要影响因素，信任意向可解释就医满意度73%的变异。信任信念[正直（$\beta=0.305$，$p<0.001$）、善意（$\beta=0.276$，$p<0.001$）和能力（$\beta=0.412$，$p<0.001$）]是医疗消费者信任意向的重要影响因素，感知正直信念、感知善意信念和感知能力信念可解释信任意向67%的变异。交互导向型沟通（$\beta=0.283$，$p<0.001$）和任务导向型沟通（$\beta=0.676$，$p<0.001$）是感知正直信念的重要影响变量，可解释感知正直信念54%的变异；交互导向型沟通（$\beta=0.328$，$p<0.001$）、任务导向型沟通（$\beta=0.685$，$p<0.001$）和自我导向型沟通（$\beta=-0.105$，$p<0.05$）是感知善意信念的重要影响变量，可解释感知善意信念59%的变异；交互导向型沟通（$\beta=0.288$，$p<0.001$）和任务导向型沟通（$\beta=0.585$，$p<0.001$）是感知能力信念的重要影响变量，可解释感知能力信念43%的变异。

6.3.2 社区医院中沟通风格对就医满意度的影响

通过多群组路径分析，得出社区医院结构模型检验结果（见图6–4）。图中显示了所有路径标准化系数，任务导向型沟通对感知善意信念和感知能力信念的路径系数不显著外，自我导向型沟通对感知善意信念和感知能力信念的路径系数不显著，自我导向型沟通对感知正直信念的标准化路径系数在0.05水平上显著，感知能力信念对信任意向的标准化路径系数在0.01水平上显著，其余路径的标准化路径系数在0.001水平上显著。

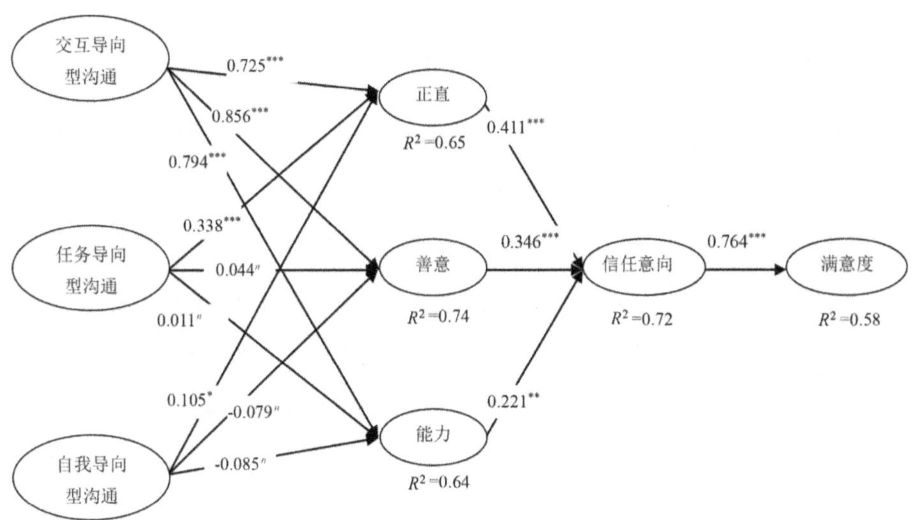

注：***$p<0.001$，**$p<0.01$，*$p<0.05$，n 表示不显著，路径系数均为标准化系数。

图6–4　社区医院医疗服务沟通风格对就医满意度影响概念模型

根据检验结果，信任意向（$\beta=0.764$，$p<0.001$）是医疗消费者就医满意度的重要影响因素，信任意向可解释行为意向58%的变异。信任信念[正直（$\beta=0.411$，$p<0.001$）、善意（$\beta=0.346$，$p<0.001$）和能力（$\beta=0.221$，$p<0.01$）]是医疗消费者信任意向的重要影响因素，感知正直信念、感知善意信念和感知能力信念可解释信任意向72%的变异。交互导向型沟通（$\beta=0.725$，$p<0.001$）、任务导向型沟通（$\beta=0.338$，$p<0.001$）和自我导向型沟通（$\beta=0.105$，$p<0.05$）是感知正直信念的重要影响变量，可解释感知正直信念65%的变异；交互导向型沟通（$\beta=0.856$，$p<0.001$）是感知善意信念的重要影响变量，可解释感知善意信念74%的变异；交互导向型沟通（$\beta=0.794$，$p<0.001$）是感知能力信念的重要影响变量，可解释感知能力信念64%的变异。

6.3.3 不同医院类型模型的差异

先设置测量模型，即限制不同医院类型中三甲医院和社区医院两个群体的回归系数相等，运用AMOS多群组进行分析，在假设预设模型为真时，预设模型与限制模型相比较，p值小于0.001，表明三甲医院和社区医院两组的测量模型系数，在0.001的显著水平上有显著差异，医院类型对于测量模型具有调节作用。这是整体性无差异检验，进一步利用参数配对考察是否存在特定因素负荷量的组间效果被蒙蔽，观察两组在测量模型系数上的临界比率绝对值（荣泰生，2010）。

研究结果表明（见表6–2），在三甲医院和社区医院路径系数均显著的前提下，交互导向型沟通对感知正直信念、感知善意信念和感知能力信念的路径影响系数，临界比的绝对值分别为4.911、6.678和7.849，均大于3.29，表明在0.001显著水平下，三甲医院和社区医院交互导向型沟通对感知正直信念、感知善意信念和感知能力信念的影响具有显著差异。任务导向型沟通对感知正直信念的路径影响系数，临界比的绝对值为4.665，大于3.29，表明在0.001显著水平下，三甲医院和社区医院任务导向型沟通对感知正直信念影响具有显著差异。

表6–2　标准化路径系数和临界比绝对值

	三甲医院	社区医院	临界比绝对值
感知正直信念←交互导向	0.283^{***}	0.725^{***}	4.911
感知善意信念←任务导向	0.685^{***}	0.044^{n}	8.600
感知能力信念←交互导向	0.288^{***}	0.794^{***}	7.849
感知善意信念←交互导向	0.328^{***}	0.856^{***}	6.678
感知正直信念←任务导向	0.676^{***}	0.338^{***}	4.665
感知能力信念←任务导向	0.585^{***}	0.011^{n}	6.491
感知正直信念←自我导向	-0.016^{n}	0.105^{*}	1.481

续表

	三甲医院	社区医院	临界比绝对值
感知善意信念←自我导向	−0.105*	−0.079n	0.571
感知能力信念←自我导向	0.017n	−0.085n	1.392
信任意向←感知正直信念	0.305***	0.411***	2.381
信任意向←感知善意信念	0.276***	0.346***	1.382
信任意向←感知能力信念	0.412***	0.221**	2.038
满意度←信任意向	0.855***	0.764***	2.888

注：***$p<0.001$，**$p<0.01$，*$p<0.05$，n表示不显著，路径系数均为标准化系数。

感知正直信念和感知能力信念对信任意向的路径系数，临界比的绝对值分别为2.381和2.038，大于1.96，表明在0.05显著水平下，三甲医院和社区医院感知正直信念和感知能力信念对信任意向影响具有显著差异。信任意向对就医满意度的路径影响系数，临界比的绝对值为2.888，大于2.58，表明在0.01显著水平下，三甲医院和社区医院，信任意向对就医满意度影响具有显著差异。

另外，在三甲医院模型中，自我导向型沟通对感知正直信念路径系数和感知能力信念路径系数不显著。在社区医院模型中，任务导向型沟通对感知善意信念和感知能力信念路径系数不显著；自我导向型沟通对感知善意信念和感知能力信念路径系数不显著。其余路径系数的临界比绝对值均小于1.96，即相比较的两者差异值可视为显著等于0，即没有显著差异，表示两个群组的这两条路径系数可视为相等，即三甲医院和社区医院，医疗服务沟通风格对就医满意度影响中，感知善意信念对信任意向的路径系数可视为相等。

通过观察三甲医院和社区医院的路径系数，社区医院相较于三甲医院，交互导向型沟通对感知正直信念、感知善意信念和感知能力信念的影响较大（$\beta=0.725>\beta=0.283$，$\beta=0.856>\beta=0.328$，$\beta=0.794>\beta=0.288$），感知正直信念对信任意向的影响较大（$\beta=0.411>\beta=0.305$），任务导向型沟通对感知正直信念影响较小（$\beta=0.338<\beta=0.676$），感知能力信念对信任意向的影响较小（$\beta=0.221<\beta=0.412$），信任意向对就医满意度的影响较小（$\beta=0.764<\beta=0.855$）。因此，三甲医院和社区医院医生的服务沟通风格与就医满意度之间关系具有显著差异。

6.4 研究结论

首先，三甲医院和社区医院在医疗沟通过程中的服务公平对就医行为意愿的影响过程中部分路径存在差异。比较三甲医院和社区医院，过程公平对感知善意信念的影响和交互公平对感知能力信念的影响具有显著差异。相较于三甲医院，社区医院过程公平对感知善意信念影响更大，交互公平对感知能力信念的影响更大。因此，社区医院更重视过程公平和交互公平，及其对医疗消费者感知信任信念影响更大。

其次，三甲医院和社区医院在医疗服务沟通风格对就医满意度的影响过程中部分路径存在差异。社区医院相较于三甲医院，交互导向型沟通对感知正直信念、感知善意信念和感知能力信念的影响较大，任务导向型沟通对感知正直信念的影响较小，感知正直信念对信任意向的影响较大，感知能力信念对信任意向的影响较小，信任意向对就医满意度的影响较小。因此，三甲医院和社区医院，医疗服务沟通风格与就医满意度之间关系具有显著差异。社区医院医疗消费者更加注重交互导向型沟通，三甲医院医疗消费者更注重任务导向型沟通，即社区医院医疗消费者更注重关系的建立和联结，三甲医院医疗消费者更注重完成诊疗过程。

第 7 章　结论与展望

7.1 主要结论

当医疗消费者身体或心理出现问题，产生对医疗服务需求时，在选择医疗服务机构的过程中会受到一些因素的影响：一方面，包括性别、年龄、受教育程度、经济因素等自身特征；另一方面，医生与医疗消费者之间的沟通反馈会影响对于医疗服务的感知，进而影响医疗服务机构的选择行为意向。因此，医疗消费者对于医疗服务机构的选择是综合考虑医疗消费者自身特征和对医疗服务的感知而做出的决策。本书将医疗消费者就医选择行为的影响因素分为个体特征、医疗服务沟通过程中服务公平和医生的服务沟通风格三个方面进行论述，每个方面依据不同理论选择变量和研究模型进行分析。

第一，医疗消费者对医疗服务人员信任信念的感知会影响医疗服务机构的选择，信任是影响医疗消费者医疗服务机构行为选择的主要因素。在长期合作关系与短期合作关系中，信任建立和发展存在差异，信任的建立与发展产生于关系运作：在长期合作关系中，情感性的关系运作比较受重视，一次性交往中，工具性的关系运作较受重视（彭泗清，1999）。由于医疗服务会在人们生活中重复出现，因此医生与医疗消费者之间的信任属于长期合作关系，更多需要注重情感关系的运作。比较三甲医院和社区医院，在信任信念所包括的感知正直信念、感知善意信念和感知能力信念中，医疗消费者所注重信任信念不一样，感知善意信念和感知能力信念对三甲医院和社区医院影响有显著差异，三甲医院更加注重对能力信念的感知，社区医院更注重对善意信念的感知，对正直信念的感知在三甲医院和社区医院中无显著差异。

第二，医疗服务沟通氛围服务公平对医疗消费者就医行为意向具有显著正向影响，过程公平、交互公平、结果公平和信息公平均对医疗消费者就医行为意向具有显著正向影响，信任具有中介作用，信任包括信任意向和信任信念。将服务公平理论引入医疗服务环境，构建服务公平对就医行为意向影响模型，以包含信任意向和信任信念的信任为中介作用。感知正直信念和感知善意信念分别与信任意向在过程公平和就医行为意向关系之间存在链式中介作用；感知正直信念、感知善意信念和感知能力信念分别与信任意向在交互公平与就医行为意向关系之间存在链式中介作用；感知善意信念和感知能力信念分别与信任意向在结果公平和就医行为意向关系之间存在链式中介作用；感知正直信念、感知善意信念和感知能力信念分别与信任意向在信息公平与就医行为意向关系之间存在链式中介作用。

第三，医疗服务不同沟通风格对就医满意度有显著影响。交互导向型沟通和任务导向型沟通对医疗消费者就医满意度有显著影响，自我导向型沟通对医疗消费者就医满意度的影响不显著。感知正直信念、感知善意信念和感知能力信念分别与信任意向在交互导向型沟通与就医满意度的关系之间存在链式中介作用。同时，感知正直信念、感知善意信念和感知能力信念分别与信任意向在任务导向型沟通与就医满意度的关系之间也存在链式中介作用。社会支持理论提出，当医生与医疗消费者之间建立良好的沟通时，医疗消费者感知到源于医生包括信息支持和情感支持的社会支持。

第四，本书以医院类型为调节变量，通过对比三甲医院和社区医院的沟通分析得知，在医疗服务沟通感知公平与就医行为意愿之间路径关系存在差异，以及医疗服务沟通风格与就医满意度之间路径关系也存在差异。在医疗服务沟通公平对就医行为意愿影响作用机制中，相较于三甲医院，社区医院交互公平对感知能力信念的影响更大、过程公平对感知善意信念的影响更大，其余路径差异不显著。在医疗服务沟通风格对就医满意度的影响作用机制中，相较于三甲医院，社区医院交互导向型沟通对感知正直信念、感知善意信念和感知能力的影响更大，感知正直信念对信任意向的影响较大；任务导向型沟通对感知正直信念的影响较小，感知能力信念对信任意向的影响较小，信任意向对就医满意度的影响较小，其余路径系数差异不显著。通过了解影响医疗消费者选择三甲医院或社区医院的影响因素，可有效地、有针对性地改善服务，解决就医难问题，引导医疗消费者自行分流，大病去大医院，小病去小医院。

7.2 管理启示

随着经济的快速发展，人们生活节奏加快，生活压力加大，生活方式对人们身体健康的影响愈发凸显，人们愈发追求健康生活方式，积极采取维护健康的措施，更加以维护健康为导向，关注自身健康及相关影响健康因素，积极采取行动防止健康受到危害，并采取一系列的预防性行为，遇到健康问题时，会积极主动就医以维护自身健康，就医意向明显。通过加强医疗消费者对医疗沟通过程中感知的服务公平，有针对性地为医疗消费者提供不同沟通风格，从不同维度构建医疗消费者对医生的信任，增强说服有效性，能更加有效地说服医疗消费者改变其态度。将研究结论合理运用于医疗服务场景中，拟为医院管理提出建议，提出帮助说服医疗消费者理性选择就医医院的建议，协助人们自行分流，缓解大的医疗服务机构医护人员压力，使得医疗资源得到充分的利用，医疗消费者得到最大限度的便利和满意，引导人们小病去小医院就医，大病去大医院就医，缓解大医院医护人员压力，缓解“倒金字塔”结构现象。

第一，在医疗服务场景中，服务过程中医生与医疗消费者的沟通十分重要，沟通以顾客为导向，以服务为理念，鼓励医生展现良好服务态度，提供优质服务，构建和谐友好沟通氛围。信任是影响医疗服务的主要因素，而沟通是影响医疗消费者信任的重要因素，通过营造良好的沟通氛围，使得医生和医疗消费者的沟通达成共识，以确保诊疗过程的顺利进行。其中包括医生为医疗消费者提供专业化服务，倾听医疗消费者的需求，使得医疗消费者对医生产生充分信任，尤其是感知正直信念和感知善意信念，使得医患相互之间的关系得到可持续良好稳定发展，构建和谐社会。

北京大学第一医院儿科主任姜玉武，在为医疗消费者提供服务时，注重提供强烈亲切感，使得医疗消费者感受到爱心，沟通过程中面带微笑，注重服务细节，如在听诊器上别着一个漂亮的大嘴猴以期打消孩子惧怕大夫的本能反应，以及在每次给孩子听诊前先焐热听诊器，再放在孩子胸口上听诊①。良好的沟通环境和方式可以缓解医疗服务的风险感知，吸引医疗消费者。

在就医过程中，开展医护人员对医疗消费者的人性化关怀、关心医疗消费者、了解医疗消费者需求等沟通策略，使医疗消费者在就医过程中产生良好的体验，通过沟通使得医生与医疗消费者之间的关系更加融洽，增强医疗消费者对所就医医院的满意程度。医疗消费者对医院的态

---

①数据来源：4年内记录北京三甲医院医生们的生与活，http://weibo.com/ttarticle/p/show?id=2309404060159419796983。

度是满意的，容易形成对该医院的就医忠诚，以及就医行为。鼓励医护人员展示对医疗消费者的热情及关心，倾听医疗消费者个性化需求，提出合适的个性化服务诊疗方案，发展同医疗消费者的融洽关系。

第二，沟通过程注重信息传递，增强短时间内沟通有效性。通过企业中服务人员和消费者沟通的不断优化，企业可以更有效地传递服务，服务效率得到提高，顾客可以更快、更有效地适应陌生的、不熟悉的、复杂的服务环境，消费者与服务人员、企业之间的关系能得到较大改善。为医疗消费者解释详细诊疗就医过程的具体信息和内容十分重要，可用于引导医疗消费者就医行为意向。医疗机构和医生严格履行告知医疗消费者相关信息，有利于降低医疗风险，改善医生与医疗消费者之间的关系。在医疗服务场景中，沟通中的医疗消费者对信息质量，以及传递信息的医生自身的专业技术能力的感知都会影响医疗消费者决策，影响其就医行为。通过信息公开等多种手段展现医生是可值得信任的、可靠的，以及所就医的医生专业技术能力水平；医生在沟通内容中，提供更专业、更详细诊疗信息，多提供有帮助的、有价值的、有说服力的信息内容。说服理论提出，说服作用主要通过中心途径和外周途径进行，即信息源的可信性和信息质量的可信性（迈尔斯，2013）。

多宣传和展示医生自身的专业能力和可靠性，使医疗消费者充分了解所就医医生的具体信息，增强对医生的感知能力信念的感知，增强就医过程中沟通的信息源的说服作用；同时，在就医交流过程中，医生多提供病情的相关信息，以及相关诊疗过程的详细说明，帮助医疗消费者更好地了解自身病情和治疗方案，增强沟通内容有效性，引导医疗消费者再就医行为意向。加强医生与医疗消费者之间的沟通，采取适当的沟通营销策略，能很好地激励医疗消费者对所选就医医院形成良好态度，促进医疗消费者对所选就医医院的忠诚度。因此，对于医院管理者，建立医疗服务的有效沟通十分重要。

第三，通过增强医疗消费者对于服务公平的感知，包括过程公平、结果公平、交互公平和信息公平，构建医疗消费者对于医疗服务机构人员的信任。医疗服务机构制定严格规章制度的就诊程序，构建符合社会道德伦理规范的就医环境，为医疗消费者提供可随意表达想法和感受的渠道，以及在发生不满时可以进行沟通协调的方式，营造良好和谐发展就医氛围，使得医疗服务面对每个个体都是无差异的，对待医疗消费者一视同仁，实施统一标准，构建公平的医疗服务环境，增强医疗消费者对医生信任信念的感知，进而影响并促使医疗消费者信任医疗服务机构人员，使得医疗消费者与医生之间的关系进入和谐发展状态。

第四，以交互导向型沟通和任务导向型沟通的沟通风格与医疗消费者进行沟通，避免以自我导向型沟通进行沟通。医院组织领导者应注重构建良好的沟通方式，以交互导向型和任务导向型沟通为主要沟通方式，构建有效沟通方式，增强沟通有效性，使得医疗消费者获得有效社会支持，促使医疗消费者构建和增强对医生的信任。例如，通过奖励机制，激发医疗服务人员、医生等主动提供有效服务沟通方式，促进医疗消费者与医疗服务人员之间的合作。

第五，在社区医院，更多注重感知正直信念和感知善意信念，医疗消费者提供关心、理解收获到情感支持，医疗消费者情感上得到认同，产生情感共鸣，医生和医疗消费者间可构建良好关系，降低由医疗服务不确定带来的紧张和焦虑，增强医疗消费者对医疗服务人员的信任，继而影响医疗服务信息来源的可信度。在三甲医院，更多注重感知能力信念，通过使医疗消费者对相关诊疗信息了解更多从而获得信息支持，医疗消费者能了解到更多有价值的、有说服力地充分解释病情的信息，如针对其病情的相关医疗知识、诊疗的建议以及治疗后需要注意的事项，从而影响医疗消费者对信息质量的感知。由此，以期达到“小病在基层、大病到医院、康复回社区”的就医格局，鼓励常见病、多发病患者首先到基层医疗卫生机构就诊，形成科学合理的就医秩序，响应国家分级诊疗政策。

第六，政府部门规划好医疗资源分配，提高医疗服务的公平性与可及性，引导医疗消费者可根据就医需求合理理性选择不同医疗机构。如路程时间、医疗消费者感知收入水平和感知收费价格等是影响选择三甲和社区医院主要因素。政府部门同时做好医疗卫生资源的区域规划，科学调整和优化配置医疗资源，以确保医疗服务的公平性和可及性，使得医疗消费者的小病和大病都有相应合理可利用资源的小医院和大医院，使不同医院能为医疗消费者不同需求带来不同服务效益，提升小医院整体服务水平，改善医疗保障体系，使医疗消费者能够在小医院有效获得合适可利用资源。

第七，加强宣传社区医疗服务功能，使得医疗消费者能充分了解不同医院职能及其服务。社区医院是为就近医疗消费者提供基本医疗服务。医疗卫生服务的社区化有着发展的必然趋势，医疗卫生服务的社区化不仅可以改善医疗消费者诸多就医问题，如就诊距离远、就诊等待时间长、医疗花费多等，还可以缓解大医院床位紧，进而优化卫生资源配置和利用，平衡供需关系。明确社区医院在医疗服务体系中的角色，对社区医院所拥有的专业技术设备和医生医疗技术水平进行宣传，加大对社区医院的财政投入，使其拥有开展相应业务的医疗设备和能力，确保就近医疗消费者充分了解社区医院职能，保障社区医院能满足医疗消费者小病的需求。

7.3 研究展望

第一，本书是从医疗消费者角度出发，研究医疗消费者对于医疗服务整个就诊过程的主观感知，没有从医生的角度进行了解分析。在提供医疗服务过程中，医生既是提供服务方，也是服务输出方，医生在医疗服务过程中的主观感知对医疗服务沟通同样重要，医生的感知被信任同样有可能造成角色负荷和工作压力，进而影响其行为。未来可对研究视角进行扩充，研究可从医疗消费者和医生双边视角同时展开，构建双方博弈模型研究。

第二，本书主要比较了三甲医院和社区医院的就医影响因素的差异，因数据收集和方法受限，暂未考虑医疗环境的差异和医疗政策对模型的影响。根据帕森斯的社会行动理论，个体行动不仅取决于行动者的主观意愿和行动能力，还要受到一定的社会结构（社会制度、道德规范、价值准则）的制约。未来研究可加入医疗环境和医疗政策等因素，探讨这些因素对于就医行为选择的调节作用。

第三，基于沟通有许多的角度可以增强其有效性，本书主要从沟通氛围和沟通风格进行研究，未来可从沟通的其他角度研究，如沟通模式、沟通内容、沟通渠道。随着互联网的迅猛发展，互联网医疗日渐渗入医疗服务中，如医疗消费者可在网上预约门诊、专家等，可以提前确定就诊的时间和医生，缓解人们工作压力大、工作繁忙等因素造成的就医时间限制，沟通不仅仅局限于人与人面对面沟通，未来可进一步了解互联网在医疗服务沟通中的作用。

第四，由于数据收集过程资金、时间和人力等资源限制性，以及调研工作进行程度较难，研究样本主要来源于武汉城区三甲医院和社区医院，样本回收难度较大。在访问过程中，要求调研员对被访者进行勾选，完成一份访问问卷时间较长，访问进展较慢。同时，被访者为医院候诊的医疗消费者，由于自身身体或心理因素一般处于负面情绪，数据收集难度系数较大。还有，在社区医院调研过程中，其医疗消费者较少，问卷回收程度较难。今后，在资金、时间和人力等资源充足的条件下，可进行全国数据的回收，扩大样本量和样本范围。

第五，样本回收依赖于调研员实地访问数据，样本主要来源于线下医疗消费者。互联网医疗服务的快速发展，部分医疗消费者会选择互联网医疗服务。为了丰富数据的多样性和增强样本代表性，未来样本回收可利用网络数据平台进行线上回收。通过同时收集线上线下数据，了解不同群体的感知差异、需求差异等等，拓宽研究结论的运用范围。

第六，本书从写作到出版历时4年之久，在构建全书写作提纲后已着手调研计划、安排及实施。研究所需数据均是在调研计划基础上所得，后经数据处理和分析阶段工作完成至形成本书，造成所收集的数据和所选的案例有一定的时滞，但并不影响数据和案例分析结论的准确性和适用性。现有的分析结论为笔者主持科研项目提供了一定的借鉴和参考价值，且对未来探讨消费者态度影响机制提供理论指导，对数字时代和疫情常态化背景下的医疗服务模式创新具有重要启示。

参考文献

[1]Adams E K, Wright G E. Hospital choice of medicare beneficiaries in a rural markets: Why not the closest[J]. The Journal of Rural Health,1991,7(1):134-152.

[2]Adams J S. Inequity in social exchange[J]. Advances in Experimental Social Psychology, 1965, 2(4):267-299.

[3]Åke F, Strandvik T. Invisible communication: A challenge to established marketing communication[J]. European Business Review, 2012, 24(2):120-133.

[4]Akin J S, Guilkey D K, Denton E H. Quality of services and demand for health care in Nigeria: A multinomial probit estimation[J]. Social Science & Medicine, 1995, 40(11):1527-1537.

[5]Anderson J C, Narus J A. A model of distributor firm and manufacturer firm working partnerships[J]. Journal of Marketing, 1990, 54(1):42-58.

[6]Assem B V D, Dulewicz V. Doctors' trustworthiness, practice orientation, performance and patient satisfaction[J]. International Journal of Health Care Quality Assurance, 2015, 28(1):82-95.

[7]Baron R M, Kenny D A. The moderator-mediator variable distinction in social psychological research: Conceptual, strategic, and statistical considerations[J]. Journal of Personality & Social Psychology, 1986, 51(6):

1173-1182.

[8]Bhargava A, Thakur A, Mishra B, et al. Patient satisfaction survey of microbiological tests done in G. B. Pant Hospital[J]. International Journal of Health Care Quality Assurance, 2012, 25(7):555.

[9]Bies R J, Moag J F. Interactional justice: Communication criteria of fairness[M]// Lewicki R J, Sheppard B H, Bazerman M H. Research on Negotiations in Organizations. Greenwich: CTJAI Press, 1986.

[10]Blau P M. Exchange and power in social life[M]. New York: Wiley, 1964.

[11]Bock G W, Lee J, Kuan H H, et al. The progression of online trust in the multi-channel retailer context and the role of product uncertainty[J]. Decision Support Systems, 2012, 53(53):97-107.

[12]Borah B J. A mixed logit model of health care provider choice: Analysis of NSS data for rural India[J]. Health Economics, 2006, 15(9):915-932.

[13]Bromiley P & Cummings L L. Transaction Costs in Organizations with Trust[M]// Bies R, Lewicki R, sheppard B. Research in Neyotiation in Organization. Greenwich, CT: JAI Press, 1995: 219-247.

[14]Buczko W. What affects rural beneficiaries use of urban and rural hospitals? [J]. Health Care Financing Review, 1992, 14(2):107-115.

[15]Caplan G. Support systems and community mental health: Lectures on concept development[J]. Contemporary Sociology, 1976, 5(2): 577-579.

[16]Cerimagic S, Ahmadi N, Gurney H, et al. Doctor-patient communication: A study of Australian ethnic urological cancer patients[J]. International Journal of Human Rights in Healthcare, 2015, 8(2):82-91.

[17]Chen-ya Wang, Mattila A S. A cross-cultural comparison of perceived in-

formational fairness with service failure explanations[J]. Journal of Services Marketing, 2011, 25(6):429–439.

[18]Chin K, Chan B L, Lam P. Identifying and prioritizing critical success factors for coopetition strategy[J]. Industrial Management & Data Systems, 2008, 108(4):437–454.

[19]Choi B J. The effects of perceived service recovery justice on customer affection, loyalty, and word-of-mouth[J]. European Journal of Marketing, 2014, 48(1/2):108–131.

[20]Clemmer E C, Schneider B. Managing customer dissatisfaction with waiting applying socialpsychological theory in a service setting[J]. Advance in Services Marketing and Management,1993(2):213–229.

[21]Clemmer E C. The role of fairness in customer satisfaction with services[D]. Berkeley: University of Maryland, College Park, 1988.

[22]Cohen S, Mckay G. Social support, stress, and the buffering hypothesis: A theoretical analysis[M]// Baum A, Singer J E, Taylors E. Handbook of Psychology and Health. Erlbaum, 1984(4):253–267.

[23]Colquitt J A, Lepine J A, Piccolo R F, et al. Explaining the justice–performance relationship: Trust as exchange deepener or trust as uncertainty reducer? [J]. Journal of Applied Psychology, 2012, 97(1):1–15.

[24]Colquitt J A, Rodell J B. Justice, trus, and trustworthiness: A longitudinal analysis integrating three theoretical perspectives[J]. Academy of Management Journal, 2011, 54(6):1183–1206.

[25]Colquitt J A, Scott B A, Lepine J A. Trust, trustworthiness, and trust propensity: A meta–analytic test of their unique relationships with risk taking and job performance[J]. Journal of Applied Psychology, 2007, 92(4): 909–927.

[26]Colquitt J A, Scott B A, Rodell J B, et al. Justice at the millennium, a decade later: A meta-analytic test of social exchange and affect-based perspectives[J]. Journal of Applied Psychology, 2013, 98(2):199-236.

[27]Cropanzano R, Mitchell M S. Social exchange theory: An interdisciplinary review[J]. Journal of Management: Official Journal of the Southern Management Association, 2005, 31(6):874-900.

[28]Cyr D, Head M, Ivanov A. Perceived interactivity leading to e-loyalty: Development of a model for cognitive-affective user responses[J]. International Journal of Human-Computer Studies, 2009, 67(10): 850-869.

[29]Dabholkar P A. Incorporating choice into an attitudinal framework: Analyzing models of mental comparison processes[J]. J Consum Res, 1994, 21(1):100-118.

[30]Darby M R, Kami E. Free competition and the optimal amount of Fraud [J]. Journal of Law and Economics,1973,16(1):67-88.

[31]Das T K, Teng B S. Trust, control, and risk in strategic alliances: An integrated framework[J]. Organization Studies, 2001, 22(2):251-283.

[32]De Jong B A, Elfring T. How does trust affect the performance of ongoing teams? The mediating role of reflexivity, monitoring, and effort[J]. Academy of Management Journal, 2010,53(3): 535-549.

[33]Dirks K T, Ferrin D L. Trust in leadership: Meta-analytic findings and implications for research and practice[J]. Journal of Applied Psychology, 2002,87(4):611-628.

[34]Dirks K T, Lewicki R J, Zaheer A. Repairing relationships within and between organizations: Building a conceptual foundation[J]. Academy of Management Review, 2009, 34(1): 68-84.

[35]Donabedian A. The lichfield lecture. Quality assurance in health care: Consumers' role[J]. Quality in Health Care, 1992, 1(4): 247–251.

[36]Donnenwerth G V, Foa U G. Effect of resource class on retaliation to injustice in interpersonal exchange[J]. Journal of Personality & Social Psychology, 1974, 29(6):785–793.

[37]Duffy R, Fearne A, Hornibrook S, et al. Engaging suppliers in CRM: The role of justice in buyer–supplier relationships[J]. International Journal of Information Management, 2013, 33(1):20–27.

[38]Eiras M, Escoval A, Grillo I M, et al. The hospital survey on patient safety culture in Portuguese hospitals[J]. International Journal of Health Care Quality Assurance, 2014, 27(2):111–122.

[39]Eklöf M, Jr G A. Improving communication among healthcare workers: A controlled study[J]. Journal of Workplace Learning, 2016, 28(2): 81–96.

[40]Eklöf M, Törner M, Pousette A. Organizational and social–psychological conditions in healthcare and their importance for patient and staff safety. A critical incident study among doctors and nurses[J]. Safety Science, 2014(70):211–221.

[41]Emerson R M. Social exchange theory[J]. Annual Review of Sociology, 2013, 2(68):335–362.

[42]Exworthy M, Peckham S. Access, choice and travel: Implications for health policy[J]. Social Policy & Administration, 2006, 40(3): 267–287.

[43]Ezziane Z, Maruthappu M, Gawn L, et al. Building effective clinical teams in healthcare[J]. Journal of Health Organization & Management, 2012, 26(4):428–436.

[44]Fagerlin A, Wang C, Ubel P A. Reducing the influence of anecdotal reasoning on people's health care decisions: Is a picture worth a thousand statistics[J]. Medical Decision Making, 2005, 25(4): 398–405.

[45]Flores F, Solomon R C. Creating trust[J]. Business Ethics Quarterly, 1998, 8(2):205–232.

[46]Fornell C, Johnson M D, Anderson E W, et al. The American customer satisfaction index: Nature, purpose, and findings[J]. Journal of Marketing, 1996, 60(4):7–18.

[47]Franke G R, Park J E. Salesperson adaptive selling behavior and customer orientation: A meta–analysis [J]. Journal of Marketing Research, 2006, 43(4):693–702.

[48]Garnick D W, Lichtenberg E, Phibbs C S, et al. The sensitivity of conditional choice model for hospital care to estimation technique[J]. Journal of Health Economics, 1989, 8 (4):377 –397.

[49]Gazzoli G, Hancer M, Kim B C. Explaining why employee-customer orientation influences customers' perceptions of the service encounter[J]. Journal of Service Management, 2013, 24(4):382–400.

[50]Gefen D, Straub D W. Consumer trust in B2C e–Commerce and the importance of social presence: Experiments in e–Products and e–Services [J]. Omega, 2004, 32(6):407–424.

[51]Gefen D, Pavlou P A. The boundaries of trust and risk: The quadratic moderating role of institutional structures[J]. Information Systems Research, 2012,23(3): 940–959.

[52]Gerold M, Scherer K R, Athenstaedt U. The role of injustice in the elicitation of differential emotional reactions [J]. Personality and Social Psychology Bulletin, 1998,24(7):769–783.

[53]Giovanis A, Athanasopoulou P, Tsoukatos E. The role of service fairness in the service quality - relationship quality - customer loyalty chain: An empirical study[J]. Journal of Service Theory & Practice, 2015, 25(6): 744–776.

[54]Gouldner A W. The norm of reciprocity: A preliminary statement[J]. American Sociological Review, 1960, 25(2):161.

[55]Grayson K. Friendship versus business in marketing relationships[J]. Journal of Marketing, 2007, 71(4):121–139.

[56]Greenberg J. The social side of fairness: Interpersonal and informational classes of organizational justice[M]//Cropanzano R. Justice in the Workplace: Approaching Fairness in Human Resource Management. Hillsdale N J: Erlbaum, 1993：79–103.

[57]Ha L, James L. Interactivity reexamined: A baseline analysis of early business websites [J]. Journal of Broadcasting & Electronic Media, 1998, 42(4): 457–474.

[58]Hänninen N, Karjaluoto H. The effect of marketing communication on business relationship loyalty [J]. Marketing Intelligence & Planning, 2017, 35(4):458–472.

[59]Hausman A. Modeling the patient–physician service encounter: Improving patient outcomes[J]. Journal of the Academy of Marketing Science, 2004, 32(4):403–417.

[60]Heide J B, Wathne K H. Friends, businesspeople, and relationship roles: A conceptual framework and a research agenda[J]. Journal of Marketing, 2006(70): 90–103.

[61]Heide M, Simonsson C. Developing internal crisis communication: New roles and practices of communication professionals[J]. Corporate Com-

munications an International Journal, 2014, 21(1):89–102.

[62]Helgeson V S. Moderators of the relation between perceived control and adjustment to chronic illness[J]. Journal of Personality and Social Psychology, 1992, 63(4):656–666.

[63]Homburg C, Müller M, Klarmann M. When should the customer really be king? On the optimum level of salesperson customer orientation in sales encounters[J]. Journal of Marketing, 2011, 75(2):55–74.

[64]Huppertz J W, Arenson S J, Evans R H. An application of equity theory to buyer–seller exchange situations[J]. Journal of Marketing Research, 1978, 15(2):250–260.

[65]Ibrahim J E, Jeffcott S, Davis M C, et al. Recognizing junior doctors' potential contribution to patient safety and health care quality improvement[J]. Journal of Health Organization & Management, 2013, 27(2): 273–86.

[66]Ingram K M, Betz N E, Mindes E J, et al. Unsupportive responses from others concerning a stressful life event: Development of the unsupportive social interactions inventory[J]. Journal of Social and Clinical Psychology, 2001, 20(2):173–207.

[67]Johnson–George C, Swap W C. Measure of specific interpersonal trust: Construction and validation of a scale to assess trust in a specific other [J]. Journal of Personality & Social Psychology, 1982, 43(6):1306–1317.

[68]Kaura V, Prasad C S D, Sharma S. Service quality, service convenience, price and fairness, customer loyalty, and the mediating role of customer satisfaction[J]. International Journal of Bank Marketing, 2015, 33(4): 404–422.

[69]Kelley H H. The situational origins of human tendencies: A further reason for the formal analysis of structures[J]. Personality & Social Psychology Bulletin, 1983, 9(1):8–36.

[70]Kim S, Park H. Effects of various characteristics of social commerce (s-commerce)on consumers' trust and trust performance[J]. International Journal of Information Management, 2013,33(2):318–332.

[71]Knaus W A, Draper E A, Wagner D P, et al. APACHE II: A severity of disease classification system[J]. Critical Care Medicine, 1985, 13(10): 818–829.

[72]Koh T K, Fichman M, Kraut R E. Trust across borders: Buyer–supplier trust in global business–to–business e–Commerce[J]. Social Science Electronic Publishing, 2012, 13(11):886–922.

[73]Kong D T. Interpersonal trust within negotiations: Meta–analytic evidence, critical contingencies, and directions for future research[J]. Academy of Management Journal, 2014, 57(5):1235–1255.

[74]Korschun D, Bhattacharya C B, Swain S D. Corporate social responsibility, customer orientation, and the job performance of frontline employees [J]. Esmt Research Working Papers, 2013, 78(3):20–37.

[75]Kotler P, Armstrong G. Principles of Marketing[M]. Essex: pearson education, 2010.

[76]Leventhal G S. What should be done with equity theory[M]// Gergen K J, Greenberg M S, Willis R H. Social Exchange. New York: Springer, 1980:27–55.

[77]Lewis J D, Weigert A. Trust as a social reality[J]. Social Forces, 1985, 63(4):967–985.

[78]Lim P C, Tang N K. A study of patients' expectations and satisfaction in

Singapore hospitals[J]. International Journal of Health Care Quality Assurance, 2000, 13(7):290–299.

[79]Luhmann N. Trust and Power[M]. New York: John Willey and Sons, 1979.

[80]Manning W G, Newhouse J P, Duan N, et al. Health insurance and the demand for medical care: Evidence from a randomized experiment[J]. American Economic Review, 1987, 77(3):251–277.

[81]Mayer R C, Davis J H, Schoorman F D. An integrative model of organizational trust[J]. Academy of Management Review, 1995, 20(3):709–734.

[82]McAllister D J. Affect–and cognition–based trust as foundations for interpersonal cooperation in organizations[J]. Academy of Management Journal, 1995, 38(1):24–59.

[83]McFarlinD B, Sweeney P D. Distributive and procedural justiceas predictors of satisfaction with personal and organizational outcomes[J]. Academy of Management Journal, 1992, 35(3): 626–637.

[84]Mcknight D H, Chervany N L. Conceptualizing trust: A typology and e–commerce customer relationships model[C]// Hawaii International Conference on System Sciences. IEEE, 2001.

[85]Meikle M B, Vernon J, Johnson R M. The perceived severity of tinnitus: Some observations concerning a large population of tinnitus clinic patients[J]. Otolaryngology−−Head and Neck Surgery, 1984, 92(6): 689–696.

[86]Miles C. Persuasion, marketing communication, and the metaphor of magic[J]. European Journal of Marketing, 2013, 47(11–12): 2002–2019.

[87]Mitchell J M, Hadley J. The effect of insurance coverage on breast cancer patients' treatment and hospital choices[J]. American Economic Review, 1997, 87(2):448–453.

[88]Montague E. Validation of a trust in medical technology instrument[J]. Appl Ergon, 2010, 41(6): 812–821.

[89]Moorman C, Zaltman G, Deshpandé R. Relationships between providers and users of market research[J]. Journal of Marketing Research,1992, 29(3):314–328.

[90]Morgan R M, Hunt S D. The commitment–trust theory of relationship marketing[J]. Journal of Marketing, 1994, 58(3):20–38.

[91]Mosadeghrad A M. Patient choice of a hospital: Implications for health policy and management[J]. International Journal of Health Care Quality Assurance, 2014, 27(2):152–164.

[92]Munari L, Ielasi F, Bajetta L. Customer satisfaction management in Italian banks[J]. Qualitative Research in Financial Markets, 2013, 5(2): 139–160.

[93]Murphy H, Dickens C, Creed F, et al. Depression, illness perception and coping in rheumatoid arthritis[J]. Journal of Psychosomatic Research, 1999, 46(2):155–164.

[94]Mwabu G, Ainsworth M, Nyamete A. Quality of medical care and choice of medical treatment in Kenya: An empirical analysis[J]. Journal of Human Resources, 1993, 28(4):838–862.

[95]Namkung Y, Jang S C, Almanza B, et al. Identifying the underlying structure of perceived service fairness in restaurants[J]. International Journal of Contemporary Hospitality Management, 2009, 21(4):375–392.

[96]Narteh B. Service fairness and customer behavioural intention: Evidence from the Ghanaian banking industry[J]. African Journal of Economic & Management Studies, 2016, 7(1):90–108.

[97]Negi R, Ketema E. Customer-perceived relationship quality and satisfaction[J]. African Journal of Economic & Management Studies, 2013, 4(1):109–121.

[98]Oliver R L. A cognitive model of the antecedents and consequences of satisfaction decisions[J]. Journal of Marketing Research, 1980,17(4): 460–469.

[99]Oliver R, Swan J. Consumer perceptions of interpersonal equity and satisfaction in transactons: A field survey approach[J]. Journal of Marketing,1989,50(4):21–35.

[100]Ong L M L, De Haes J C J M, Hoos A M, et al. Doctor–patient communication: A review of the literature[J]. Social Science & Medicine, 1995, 40(7):903–918.

[101]Parasuraman A, Zeithaml V A, Berry L L. A conceptual model of service quality and its implications for future research[J]. Journal of Marketing, 1985, 49(4):41–50.

[102]Petrie K, Weinman J. Why illness perceptions matter[J]. Clinical Medicine, 2006, 6(6): 536–539.

[103]Pohlmeier W, Ulrich V. An Econometric model of the two–part decision making process in the demand for health care[J]. Journal of Human Resources, 1995, 30(2):339–361.

[104]Poon T, Grohmann B. Spatial density and ambient scent:Effects on consumer anxiety[J]. American Journal of Business, 2014,29(1):76–94.

[105]Poppo L, Zhou K Z. Managing contracts for fairness in buyer–supplier

exchanges [J]. Strategic Management Journal, 2015, 35 (10): 1508-1527.

[106]Qian D F, Pong R W, Yin A T, et al. Determinants of health care demand in poor, rural China: The case of Gansu Province[J]. Health Policy and Planning, 2009, 24(5):324-334.

[107]Robinson S L, Morrison E W. Psychological contracts and OCB: The effect of unfulfilled obligations on civic virtue behavior[J]. Journal of Organizational Behavior, 1995, 16(3):289-298.

[108]Rogers R W, Cacioppo J T, Petty R. Cognitive and physiological processes in fear appeals and attitude change: A revised theory of protection motivation[M] // Cacioppo J T, Petty R. Social psychophysiology: A sourcebook. New York: Guilford Press, 1983,153-177.

[109]Rousseau D M, Sitkin S B, Burt R S, et al. Not so different after all: A cross-discipline view of trust[J]. Academy of Management Review, 1998, 23(3):393-404.

[110]Roy M P, Steptoe A, Kirschbaum C. Life events and social support as moderators of individual differences in cardiovascular and cortisol reactivity[J]. Journal of Personality and Social Psychology, 1998, 75(5): 1273-1281.

[111]Sarason I G, Sarason B R, Pierce G R. Social support: Global and relationship-based levels of analysis[J]. Journal of Social and Personal Relationships, 1994, 11(2):295-312.

[112]Schaubroeck J M. Developing trust with peers and leaders: Impacts on organizatonal identification and performance during entry [J]. Academy of Management Journal, 2013, 55(4):1148-1168.

[113]Schoefer K, Ennew C. The impact of perceived justice on consumers'

emotional responses to service complaint experiences[J]. Journal of Services Marketing, 2005, 19(5):261–270.

[114]Seiders M K, Berry L L. Service fairness: What it is and why it matters [J]. The Academy of Management Executive, 1998,12(2): 8–21.

[115]Sekhon H S, Roy S K, Devlin J. Perceptions of fairness in financial services: An analysis of distribution channels[J]. International Journal of Bank Marketing, 2016, 34(2):171–190.

[116]Shakespeare–Finch J, Obst P L. The development of the 2–way social support scale: A measure of giving and receiving emotional and instrumental support[J]. Journal of Personality Assessment, 2011, 93 (5): 483–490.

[117]Sheth J H. Buyer–seller interaction a conceptual framework[J]. Advances in Consumer Research, 1976 ,1(3):382–386.

[118]Slovic P. Perception of risk[J]. Science, 1987, 236(4799):280–285.

[119]Soklaridis S. Improving hospital care: Are learning organizations the answer[J]. Journal of Health Organization & Management, 2014, 28 (6):830–838.

[120]Szasz T S, Hollender M H. A contribution to the philosophy of medicine; The basic models of the doctor–patient relationship[J]. A. M. A. Archives of Internal Medicine, 1956, 97(5):585–592.

[121]Tan F B, Sutherland P. Online consumer trust: A multi–dimensional model[J]. Journal of Electronic Commerce in Organizations, 2004, 2 (3):40–58.

[122]Taylor S E, Sherman D K, Kim H S, et al. Culture and social support: Who seeks it and why? [J]. Journal of Personality and Social Psychology, 2004, 87(3): 354–362.

[123]Thompson L, Wang J, Gunia B C. Negotiation[J]. Annual Review of Psychology, 2010, 61(1): 491–515.

[124]Trivers R L. The evolution of reciprocal altruism[J]. Quarterly Review of Biology, 1971, 46(1): 35–57.

[125]Valentine S. The impact of salesperson customer orientation on the evaluation of a salesperson's ethical treatment, trust in the salesperson, and intentions to purchase [J]. Journal of Personal Selling & Sales Management, 2015, 35(2):125–142.

[126]Vincent J L, Opal S M, Marshall J C. Ten reasons why we should NOT use severity scores as entry criteria for clinical trials or in our treatment decisions[J]. Critical Care Medicine, 2010, 38(1): 283–287.

[127]Weinstein N D. Perceived probability, perceived severity, and health–protective behavior[J]. Health Psychology, 2000, 19(1): 65–74.

[128]West M A, Lyubovnikova J. Illusions of team working in health care [J]. Journal of Health Organization & Management, 2013, 27(1):134–142.

[129]Wiener D N. Subtle and obvious keys for the MMPI [J]. Journal of Consulting Psychology, 1948(12): 164–170.

[130]Williams K C, Spiro R L. Communication style in the salesperson–customer dyad[J]. Journal of Marketing Research, 1985,22(4): 434–442.

[131]Yang L H. Customer satisfaction antecedents within service recovery context: Evidences from "Big 4" banks in China[J]. Nankai Business Review International, 2012, 3(3):284–301.

[132]Yip W C, Wang H, Liu Y. Determinants of patient choice of medical provider: A case study in rural China[J]. Health Policy and Planning, 1998, 13(3):311–322.

[133]Zablah A R, Franke G R, Brown T J, et al. How and when does customer orientation influence frontline employee job outcomes? Ameta-analytic evaluation[J]. Journal of Marketing, 2012, 76(76):21–40.

[134]Zaefarian G, Najafi–Tavani Z, Henneberg S C, et al. Do supplier perceptions of buyer fairness lead to supplier sales growth[J]. Industrial Marketing Management, 2016(53):160–171.

[135]Zaheer A, McEvily B, Perrone V. Does trust matter? Exploring the effects of interorganizational and interpersonal trust on performance[J]. Organization Science, 1998,9(2): 141–159.

[136]Zheng Q, Yao T, Fan X. Improving customer well–being through two–way online social support[J]. Journal of Service Theory & Practice, 2016, 26(2):179–202.

[137]Zhu Y, Chen H. Service fairness and customer satisfaction in internet banking[J]. Internet Research, 2012, 22(4):482–498.

[138]安贺新．服务公平对顾客体验、顾客满意与顾客忠诚影响机理的实证研究——基于对北京市部分酒店的调查数据[J]．中央财经大学学报,2012(1):76–81.

[139]陈蕾,王瑞梅．社会化电子商务下社交网络平台消费者网购意愿实证分析——基于信任转移视角[J]．商业时代,2016,23(4):65–67.

[140]戴维·迈尔斯．社会心理学[M]．侯玉波,乐国安,张智勇,等,译．北京:人民邮电出版社,2013.

[141]董维维,孙骏,庄贵军．考虑冲突和信任中介作用的破坏性行为对渠道合作的影响研究[J]．管理学报,2016,13(5):735–744.

[142]冯必扬．人情社会与契约社会——基于社会交换理论的视角[J]．社会科学,2011,67(9): 67–75.

[143]冯桂平,屈楚博,乔楠,等．流动人口医疗机构选择行为的影响因素

研究[J]. 调研世界,2016(8):40-45.

[144]官翠玲. 互动质量及其对关系质量的影响——以医疗服务业为背景[M]. 北京:中国社会科学出版社,2011.

[145]郭国庆,孙乃娟. 新进入者调适中介下感知互动类型对体验价值影响的实证研究[J]. 管理评论,2012(12):72-83.

[146]黄倩,谢朝武. 酒店员工—顾客间互动对员工工作效率和顾客满意度的影响研究[J]. 旅游学刊,2017,32(4):66-77.

[147]黄涛,颜涛. 医疗信任商品的信号博弈分析[J]. 经济研究,2009(8):125-134.

[148]蒋婷. 基于员工体验的游客间互动行为的质性研究[J]. 河南社会科学,2014,22(3): 84-89,124.

[149]江旭. 联盟信任与伙伴机会主义的关系研究——来自我国医院间联盟的证据[J]. 管理评论,2012,24(8):51-57,87.

[150]雷宇. 信任缺失、逆向选择与信任重建[J]. 财经研究,2016,42(4):81-91.

[151]李斌,孙晓阳,王锦帆. 医患沟通障碍因素研究综述[J]. 中国卫生事业管理,2009,26(5):302-304.

[152]李彬,史宇鹏,刘彦兵. 外部风险与社会信任:来自信任博弈实验的证据[J]. 世界经济,2015,38(4):146-168.

[153]李彬,周战强. 基于信任视角的文化与经济研究——首届“文化与经济论坛”综述[J]. 经济研究,2015,50(8):180-183.

[154]李超平,时勘. 分配公平与程序公平对工作倦怠的影响[J]. 心理学报,2003,35(5): 677- 684.

[155]李丹,杨建君. 关系嵌入的二元性及其对机会主义基础假设的调节机理研究[J]. 南开管理评论,2017,20(4): 129-139.

[156]李湘君. 江苏农村居民就医行为影响因素分析[J]. 南京中医药大学

学报: 社会科学版,2013(1): 40-43.

[157]李亦军. 多元化产业集团薪酬与激励体系初探[D]. 上海:复旦大学,2009.

[158]李永周,易倩,阳静宁. 积极沟通氛围、组织认同对新生代员工关系绩效的影响研究[J]. 中国人力资源开发,2016(23):23-31.

[159]刘文华,张明立,郭凌云,等. 服务人员互动风格对顾客忠诚的影响研究:关系利益的中介作用[J]. 管理学报,2015,12(7):1051-1058.

[160]刘武,杨晓飞,张进美. 居民医疗机构选择行为的影响因素分析——以沈阳市为例[J]. 人口与发展,2011,17(4):75-81.

[161]刘小平. 员工组织承诺的形成过程:内部机制和外部影响——基于社会交换理论的实证研究[J]. 管理世界,2011(11):92-104.

[162]陆忠,李矢禾. 医院管理辞典[M]. 北京:人民卫生出版社,1987.

[163]罗汉洋,马利军,任际范,等. B2C电子商务中消费者信任演化及其性别差异的跨阶段实证研究[J]. 系统管理学报,2016,25(3):484-497.

[164]吕艾芹,施俊琦,刘漪昊,等. 团队冲突、团队信任与组织公民行为:组织公正感的中介作用[J]. 北京大学学报(自然科学版),2012,48(3):500-506

[165]彼得·什托姆普卡. 信任——一种社会学理论[M]. 北京: 中华书局,2005.

[166]彭泗清. 信任的建立机制:关系运作与法制手段[J]. 社会学研究,1999(2):55-68.

[167]彭泗清. 我凭什么信任你?——当前的信任危机与对策[N]. 健康报,1999-07-05.

[168]任朝来. 医患沟通的实用技巧[J]. 医学与哲学,2015,36(12A):55-57.

[169]荣泰生. AMOS与研究方法[M]. 2版,重庆:重庆大学出版社,2010.

[170]尚林. B2B客户推荐意愿影响因素研究——基于关系营销理念和社会交换理论[J]. 理论与改革,2015(4):102-106.

[171]史宇鹏,李新荣. 公共资源与社会信任:以义务教育为例[J]. 经济研究,2016,51(5):86-100.

[172]宋亚非,蔚琴. 网络信任对冲动性购买行为的影响研究——基于感知风险的调节作用[J]. 财经问题研究,2013(11):140-144.

[173]寿志钢,苏晨汀,杨志林,等. 零售商的能力与友善如何影响供应商的关系行为——基于信任理论的实证研究[J]. 管理世界,2008(2):97-109.

[174]寿志钢,朱文婷,苏晨汀,等. 营销渠道中的行为控制如何影响信任关系——基于角色理论和公平理论的实证研究[J]. 管理世界,2011(10):58-69,188.

[175]粟路军,黄福才. 服务公平性、消费情感与旅游者忠诚关系——以乡村旅游者为例[J]. 地理研究,2011(3):463-476.

[176]孙乃娟,李辉. 感知互动一定能产生顾客满意吗?——基于体验价值、消费者涉入度、任务类型作用机制的实证研究[J]. 经济管理,2011,33(12):107-118.

[177]覃国慈. 社会冲突理论视角下的医患关系研究[J]. 江汉论坛,2014(3):140-144.

[178]田森,雷震,翁祉泉. 专家服务市场的欺诈、信任与效率——基于社会偏好和空谈博弈的视角[J]. 经济研究,2017,(52)3:195-208.

[179]田宇,杨艳玲. 基于物流企业的服务创新研究:互动导向视角[J]. 科研管理,2016,37(2):116-123.

[180]王海鹏,孟庆跃. 慢性病患者医疗服务利用影响因素及其趋势研究[J]. 中国初级卫生保健,2013(8):83-85.

[181]王红丽,张筌钧. 被信任的代价:员工感知上级信任、角色负荷、工作压力与情绪耗竭的影响关系研究[J]. 管理世界,2016(8):110-125.

[182]王辉,詹志方. 公立医院服务公平感结构维度探索性研究[J]. 经济研究导刊,2015(13): 295-298.

[183]王林,沈坤荣,唐晓东. 医患关系内涵及模式:基于社会交换理论的研究[J]. 医学与哲学,2014(5):49-51.

[184]王敏,兰迎春,赵敏. 患者预设性不信任与医患信任危机[J]. 医学与哲学,2015,36(5A): 47-50.

[185]王娜,陈琴,吴进军,等. 深圳市常住人口住院医疗机构选择现状及其影响因素分析[J]. 重庆医学,2016,45(11): 1546-1548.

[186]王森. 我国居民的就医行为及其影响因素研究——基于CHNS调查面板数据的分析[J]. 西北人口,2015,36(3): 32-36.

[187]王献蜜,薛蒙,邱霏,等. 医患沟通现状及医务社会工作介入空间[J]. 医学与哲学,2014,35(12A):54-58.

[188]王仙雅,林盛,陈立芸,等. 组织氛围、隐性知识共享行为与员工创新绩效关系的实证研究[J]. 软科学,2014,28(5):43-47.

[189]卫海英,刘桂瑜. 互动对服务品牌资产影响的实证研究[J]. 软科学,2009,23(11): 43-47.

[190]魏敏,肖锦诚,杨善发,等. 2003—2013年农村居民就医行为相关影响因素文献计量分析[J]. 医学与社会,2014(3): 57-62.

[191]吴明隆. 结构方程模型:Amos的操作与应用[M]. 重庆:重庆大学出版社,2013.

[192]杨德宏,苏雪梅. 顾客认同理论研究述评及综合研究框架构建[J]. 中国流通经济,2011(3):95-99.

[193]杨辉,许岩丽. 信任我,我是全科医生——从人际信任调查看医疗服务中的医患关系[J]. 中国全科医学,2010,13(31):3477-3479.

[194]姚琦,乐国安,赖凯声,等. 信任修复:研究现状及挑战[J]. 心理科学进展 2012,20(6): 902-909.

[195]姚兆余,朱慧劼. 农村居民医疗机构选择行为及其影响因素研究——基于门诊就医和住院就医的比较[J]. 南京农业大学学报(社会科学版),2014,14(6):52-61.

[196]余璇,陈维政. 整体公平感与员工工作场所行为:组织信任和组织自尊的不同作用[J]. 华东经济管理,2016,30(3):131-135.

[197]臧文斌,赵绍阳,刘国恩. 城镇基本医疗保险中逆向选择的检验[J]. 经济学(季刊),2013,12(1):47-70.

[198]翟成蹊,李岩梅,李纾. 沟通与刻板印象的维持、变化和抑制[J]. 心理科学进展,2010,18(3):487-495.

[199]詹志方,甘碧群. 旅行社服务公平感的结构维度及其对关系质量的影响[J]. 旅游学刊,2006,21(3):62-67.

[200]占小军. 关系营销范式的顾客忠诚形成机理研究[J]. 江西社会科学,2012(5):222-227.

[201]张莉,林与川,迟冬梅. 组织沟通方式对沟通满意度的影响:沟通认知与沟通倾向的调节作用[J]. 科学学与科学技术管理,2012,33(2):167-175.

[202]张小林,戚振江. 组织公民行为理论及其应用研究[J]. 心理学动态,2001,9(4): 352-360.

[203]张孜仪,张建. 我国医疗行为失范的逻辑及其规制[J]. 中国行政管理,2015(1):137-141.

[204]甄瑞英,江琴,王秀丹. 从医疗服务性质分析我国医疗改革[J]. 现代商业,2016(2):211.

[205]周浩,龙立荣,王燕,等. 分配公正、程序公正、互动公正影响效果的差异[J]. 心理学报,2005,37(5):687- 693.

[206]周小梅. 提升医院绩效研究——基于所有权、市场与管制视角的分析[D]. 杭州:浙江工商大学,2008.

[207]朱东红. 网络社区交互对消费者购买意愿的影响:基于比较的视角[D]. 武汉:华中科技大学,2012.